Ulla Pfluger-Heist

In der Seele liegt die Kraft

“Dieses Buch zeigt uns auf authentische Weise, was Psychosynthese ist und kann. Es informiert nicht nur kompetent über Psychosynthese, sondern geht mit dem, der es liest, einen Weg, der nach ‘innen’ führt, dorthin, wo die Seele ist... Dabei ist der Text sehr konsequent und sinnvoll aufgebaut. Wir bekommen hier kein beliebiges Nacheinander von Anregungen; der Aufbau des Textes folgt einer intuitiven inneren Landkarte, gibt uns eine Wegbeschreibung für die Entdeckung unserer innersten Kraft: Das Abenteuer der Entdeckung unserer Seele beginnt am Anfang des Buches mit der *Bereitschaft nach innen zu schauen* ... Schicht für Schicht, führt uns die Autorin in immer tiefere, stillere und verbindlichere Schichten unserer selbst.”

Dr. phil. Rudolf Hämmerli, Bern

“Ulla Pfluger-Heist wählt in ihrem Buch eine Sprache, die sehr präzise und einfach zugleich ist. Gerade die Unmittelbarkeit ihrer Worte und Bilder kann die Seele der Leser berühren, ohne einen Umweg über wissenschaftliche Begriffe, medizinisch-therapeutische Diagnosen und komplizierte Konzepte zu nehmen. Die Autorin nutzt allgemein bekannte Symbole, wie die Zwiebel oder die Rose, um an ihnen die Strukturen der Persönlichkeit sowie deren Kern oder Zentrum, die Seele, das Innerste zu erläutern. So gelingt es ihr, ein Verständnismodell von Roberto Assagiolis Psychosynthese aufzuzeigen, das auch fachfremden Lesern eingängig sein wird.

Aber, um es gleich zu sagen: Dieses Buch empfehle ich vor allem auch therapeutisch erfahrenen Kolleginnen und Kollegen. Seine Besonderheit besteht geradezu in dem wunderbaren Transfer von tiefem Wissen und jahrelanger profunder Erfahrung in der eigenen psychotherapeutischen Praxis in eine strukturierte und zugleich liebevoll-anrührende Sprache, die den Zugang zum oft verborgenen und verletzten Reich der Seele ermöglicht.”

Dorothea Galuska,
Leitende Therapeutin der Heiligenfeld Kliniken, Bad Kissingen

Ulla Pfluger-Heist

In der Seele liegt die Kraft

Was unser Leben trägt

Nawo Verlag GmbH
Elke F. Gut-Nawo
CH-8153 Rümlang
www.nawo-verlag.com

Für Judith und David Bach,
die mir die Welt der Psychosynthese eröffnet haben.

Und für Till, dessen zupackendes Beispiel
dieses Buch möglich gemacht hat.

Originalausgabe
In der Seele liegt die Kraft, ISBN 3-451-05446-9
Verlag Herder Freiburg im Breisgau 2004

2. Auflage 2007
Ulla Pfluger-Heist
In der Seele liegt die Kraft

www.nawo-verlag.com

Umschlagsgestaltung: Julia Steiert
Fotographie: Katharina Hindelang
Layout: Elke F. Gut-Nawo
Druck: Druckhaus Zanker, Markdorf

Printed in Germany
ISBN 978-3-9522591-4-6

Geleitwort zur Neuauflage

Als ich eines Morgens eine telefonische Anfrage vom Herder Verlag erhielt, ob ich ein Buch bei ihnen veröffentlichen wolle, war ich sprachlos: Zu dieser Zeit hatte ich überhaupt nicht an ein Buch gedacht, obwohl es in meinen jungen Jahren ein Lebenstraum gewesen war, Schriftstellerin zu werden. Dieser Traum hatte sich während des Aufbaues meiner beruflichen Existenz in den Falten meiner Alltagskleidung verloren und nur in wissenschaftlichen Artikeln Gestalt gewinnen können. Nun wurde er von außen angefragt: Im folgenden halben Jahr drängte alles, was in den vergangenen 20 Jahren Arbeit in und mit der Psychosynthese in mir gekeimt, gewachsen und gereift war, zum Wort. Dass meine Gedanken Leser und Leserinnen gefunden haben, so dass das Büchlein inzwischen vergriffen ist und erneut aufgelegt werden kann, erfüllt mich mit Staunen und Dankbarkeit.

Mein Dank gilt heute vielen: Ursula Reincke, die mir geholfen hat, eine neue Welt zu erobern und Judith und David Bach, die mich in die Psychosynthese eingeführt haben. Gertraud Reichert, Karl Heinz Reichert und Karl Winter, mit denen ich viele der Gedanken dieses Buches in 20jähriger Zusammenarbeit im Psychosynthese Haus entwickeln konnte.

Mein Dank gilt Ingrid Riedel, deren kraftvolle persönliche und supervisorische Unterstützung ich erleben durfte, Veronica Gradl, deren tiefes spirituelles Verständnis mir über die Jahre eine neue Ausrichtung ermöglicht hat und dem Kreis von Frauen, mit denen ich seit vielen Jahren in gemeinsamer Ausdauer und Treue einen Weg spiritueller Vertiefung gehe.

Besonderer Dank geht an Judith Mark, meine Lektorin vom Herder Verlag, die mich gänzlich freiließ in meinem Tun und mir gleichzeitig das Gefühl vermittelte, dass ich auf ihre Unterstützung bauen kann: eine seltene und hohe zwischenmenschliche Kunst.

Zu guter Letzt geht mein Dank nun an Elke F. Gut-Nawo für die Neuauflage: Wir haben fröhliche Stunden der Arbeit miteinander verbracht.

Ulla Pfluger-Heist

Stufen

Wie jede Blüte welkt und jede Jugend
dem Alter weicht, blüht jede Lebensstufe,
blüht jede Weisheit auch und jede Tugend
Zu ihrer Zeit und darf nicht ewig dauern.
Es muß das Herz bei jedem Lebensrufe
Bereit zum Abschied sein und Neubeginne.
Um sich in Tapferkeit und ohne Trauern
In andre, neue Bindungen zu geben.
Und jedem Anfang wohnt ein Zauber inne,
der uns beschützt und der uns hilft, zu leben.
Wir sollen heiter Raum um Raum durchschreiten,
An keinem wie an einer Heimat hängen,
Der Weltgeist will nicht fesseln uns und engen,
Er will uns Stuf' um Stufe heben, weiten.
Kaum sind wir heimisch einem Lebenskreise
und traulich eingewohnt, so droht Erschlaffen,
Nur wer bereit zu Aufbruch ist und Reise,
Mag lähmender Gewöhnung sich entraffen.
Es wird vielleicht auch noch die Todesstunde
uns neuen Räumen jung entgegensenden,
des Lebens Ruf an uns wird niemals enden...
Wohlan denn, Herz, nimm Abschied und gesunde.

Hermann Hesse

Inhalt

Die verborgene Welt der Seele

Der Seele Grenzen kannst du im Gehen niemals erreichen,
auch wenn du jeglichen Weg auf der Erde
zuende gehen würdest. Einen so tiefen Sinn hat sie.
Heraklit

“Allmählich langweilte sich Alice.” So beginnt die Geschichte von “Alice im Wunderland”, eine Kindergeschichte, die uns durch dieses Buch hindurch begleiten wird. Eine der Geschichten, die uns begleiten werden, während wir unseren Weg durch die verborgene Welt der Seele suchen. Eine Welt, in der man leicht verloren gehen kann, wenn man keine guten Reiseführer hat, denn *der Seele Grenzen kannst du im Gehen niemals erreichen, auch wenn du jeglichen Weg auf der Erde zuende gehen würdest.*

“Allmählich langweilte sich Alice.” Aus diesem kleinen, unscheinbaren Satz geht die ganze Geschichte, die sich dann im Wunderland ereignet, hervor. Denn die Langeweile bringt Alice dazu, sich aufzumachen und dem weißen Kaninchen zu folgen, hinunter ins Kaninchenloch: “Blitzschnell sprang Alice hinterdrein, ohne einen Gedanken daran zu verschwenden, wie sie jemals wieder herausfinden sollte.” Und schon nimmt die Geschichte ihren Lauf... Es ist die Langeweile, die Alice dazu bewegt, loszugehen und nach etwas wirklich Bewegendem und Begeisterndem zu suchen, nach einer größeren Lebendigkeit. Suchen wir nicht alle nach etwas anderem? Nach leuchtenden Augenblicken intensiven Lebens vor dem glanzlosen Hintergrund unseres alltäglichen Daseins? So faltet sich oft gerade aus jenem glanzlosen Hintergrund ein möglicher Weg auf, der sich verheißungsvoll nach vorne öffnet in eine größere Zukunft hinein. Die Spanne zwischen den Begrenzungen der Gegenwart und zukünftiger Verheißung, zwischen unserer Lebenswirklichkeit und unseren Hoffnungen, zwischen dem Leiden am Alltag und dessen Überwindung ist der Raum, der der Seele gehört. Und in diesem Raum – und darum geht es in diesem Buch – liegen auch jene Kräfte verborgen, die uns zu dem führen, wonach wir uns sehnen. Sie liegen hier wie Schätze in einem unbekannten Land, die gefunden und gehoben werden wollen.

Der Seele Grenzen kannst du im Gehen niemals erreichen, auch wenn du jeglichen Weg auf der Erde zuende gehen würdest. Das bedeutet ja nicht etwa, dass man auf den Wegen der Seele nie irgendwo ankommt. Es bedeutet nicht, dass die Verheißungen immer weiter nach vorne am Horizont verschwinden, je weiter wir auf sie zugehen. Es bedeutet, dass sich beim Ankommen wieder neue Verheißungen auftun. Es bedeutet, dass man die Wege der Seele nie zuende gehen kann, weil es immer noch weitere Wege gibt: *Einen so tiefen Sinn hat sie.*

Der Seele Grenzen kannst du im Gehen niemals erreichen, auch wenn du jeglichen Weg auf der Erde zuende gehen würdest. Die Seele ist grenzenlos, doch nicht ohne Form. Die Seele hat keine äußeren Grenzen, doch hat sie ein Zentrum, eine Mitte. Eine Mitte, die gesucht und gefunden werden will. Eine Mitte, die ganz innen im Verborgenen wohnt und die auf geheimnisvolle Weise von dort aus über sich hinausführt. Wenn man sie gefunden hat, kommt man bei der Rückkehr nicht mehr am ursprünglichen Ausgangspunkt der Reise an.

Die Erforschung unbekannter Länder haben einzelne Menschen immer wieder alleine gewagt: Diese Pioniere sind uns vorausgegangen. Wir können uns heute Reiseführer suchen, die uns die verschlungenen Wege entlang führen können. Eine unserer Reiseführerinnen ist Alice, andere werden sich dazugesellen je nach Reiseabschnitt. Kinder sind die geborenen Abenteurer. Deshalb können sie uns Wege weisen, die wir Erwachsene ohne ihre Hilfe vielleicht nicht mehr gehen würden. Das Kind hat sich die Schutzhülle, die wir uns zugelegt haben, noch nicht erworben. Deshalb ist das Kind ein Seelensymbol. Es steht für das lebendige, ungeschützte, verletzliche Leben selbst, ausgesetzt und gefährdet und doch unbeirrt das Wagnis eingehend.

Unser Reiseleiter aber wird Roberto Assagioli sein. Er war einer jener Pioniere auf dem Gebiet der Seelenreise. Die Psychosynthese, die er Anfang des letzten Jahrhunderts begründet hat, kann vielleicht am besten in der Kernaussage zusammengefasst werden: Machen Sie es wie Alice. Bleiben Sie nicht bei Ihrer Langeweile stehen. Springen Sie hinter dem rotäugigen Kaninchen drein, ohne einen Gedanken daran zu verschwenden, wie Sie jemals wieder herausfinden werden. Wagen Sie es und Sie werden erleben, wie sich ganz neue Wege und Landschaften und Welten öffnen werden. Wenn Sie sich nicht so sehr mit den Begrenzungen Ihres Lebens, mit Ihren Ängsten und Depressionen, mit Ihrer Wut und Ihren Gefühlen von Sinnlosigkeit und Verzweiflung beschäftigen, sondern sich hinunterwagen ins Kaninchenloch, dann kann etwas anderes erscheinen. Dann kann sich Ihr Sein neu erfüllen. Dann können Freude und Kreativität, Lebendigkeit und Mut, Zuversicht und Entschlossenheit in Ihnen genauso heranwachsen wie in Alice. Wenn Sie der Liebe und der Weisheit Raum in Ihrer Aufmerksamkeit geben, können Sie Zugang zu Ihrem "Höheren Selbst" finden, das immer schon da ist, ob Sie es wissen oder nicht. Es will Sie dazu anspornen, immer wieder neu über sich selbst hinauszuwachsen: Werde, der du bist.

Dieses Buch hat einen Anfang und es geht einen Weg auf ein Ende zu. Es hat ein Zentrum, um das es sich bewegt und eine Richtung, die es nimmt. In anderen Worten, es ergibt nur Sinn, wenn man es Kapitel für Kapitel liest, wie eine Geschichte. Es ist eine Geschichte. Es erzählt die Geschichte einer Suche. Die Geschichte unser aller Suche nach Sinn. Die Geschichte unserer Suche nach dem Wasser des Lebens. Die Geschichte der Suche nach der verborgenen Mitte unseres Seins.

Während Sie dieses Buch lesen, werden Sie immer wieder auf abgesetzte Abschnitte stoßen, in denen eine Anleitung für eine eigene innere Erfahrung gegeben wird. Eine Anleitung, wie Sie sich selbst auf den Weg machen und Ihre eigenen Seelenlandschaften tiefer erforschen können. Sie können mit solchen

Abschnitten ganz nach eigenem Wunsch umgehen. Vielleicht wollen Sie sie im Moment nur lesen und beim Lesen mehr oder weniger deutlich der inneren Spur folgen, die die Worte zeichnen. Sie können der Erfahrung mit offenen oder mit geschlossenen Augen nachgehen, je nachdem, wie weit Sie im Moment in die Tiefe der Seelenwelt vordringen wollen. Sie können diese inneren Erfahrungen auch zu einem anderen Zeitpunkt wieder aufgreifen und vertiefen oder wiederholen. Es empfiehlt sich aber, sie durchzulesen, weil sie zur Geschichte und zum Text inhaltlich dazugehören und Ihnen das Verständnis des weiteren auf jeden Fall erleichtern.

"Eine Psychologie mit Seele": Die Psychosynthese[1]

Das eigentliche Ziel der Psychosynthese ist es,
die Energien des Selbst
zu befreien oder dabei behilflich zu sein.
Roberto Assagioli

Spirituelle Erfahrungen spielen im Leben mancher Menschen eine zentrale Rolle, sie messen ihnen eine besondere und wichtige Bedeutung bei. Andere erleben hin und wieder eher zufällige Momente eines Angerührtseins vom Unfassbaren, eines ehrfürchtigen Stillewerdens oder einer spontanen Herzensöffnung, die in ihrem Leben vielleicht gar keine weitere Beachtung finden. Aber auch sie bezeichnen solche Erlebnisse als außergewöhnlich. Ist es nicht seltsam, dass die Psychologie über so lange Zeiten hinweg gänzlich uninteressiert an dieser Art Erfahrungen war? Dass sie so wenig Neigung zeigte, sich mit außergewöhnlichen Erfahrungen zu beschäftigen, sondern ihr Augenmerk vorwiegend dem "Wahnsinn der Normalität" galt, wie Arno Gruen (1987) es nannte?

Sigmund Freud hat sein Konzept der Psychoanalyse um die Entdeckung herum aufgebaut, dass die Menschen von ihren eigenen Gefühlen, Gedanken und Willensimpulsen entfremdet sind. Nur glaubte er, dass die Entfremdung vom "Es", von den biologischen Trieben, von den sexuellen und aggressiven Kräften, die entscheidende sei.

Der italienische Psychiater und Neurologe Roberto Assagioli konnte das nicht als Lösung für das Rätsel Mensch ansehen. Er fand, dass noch etwas Wesentliches hinzugefügt werden müsse: Denn ganz genauso wie die Triebkräfte der biologischen Natur des Menschen verdrängt, die Gefühlskräfte seiner emotionalen Natur abgespalten und die Gedankenkräfte seiner mentalen Natur blockiert werden können, werden oft auch die höheren

Kräfte und Fähigkeiten der spirituellen Natur des Menschen unterdrückt, verleugnet oder negiert. Die Seele als das lebendige, atmende, unverwechselbare, individuelle Wesen kann ebenso der Verdrängung und Unterdrückung anheimfallen wie alle anderen Bereiche unserer menschlichen Natur. Sie kennen vielleicht Nelson Mandelas berühmte Antrittsrede zu seiner Präsidentschaft? Darin spricht er flammend darüber, dass wir viel größere Angst vor unserer wirklichen, vor unserer seelischen Kraft haben als vor unserer Schwäche. Und ist das nicht in unserer heutigen Welt das grundlegendste Leiden überhaupt? Mandela sagt: "Unsere tiefste Angst ist nicht, dass wir unzulänglich sind. Unsere tiefste Angst ist, dass wir unermesslich machtvoll sind. Es ist unser Licht, das wir fürchten, nicht unsere Dunkelheit. Wir fragen uns: 'Wer bin ich eigentlich, dass ich leuchtend, begnadet, phantastisch sein darf?' "

Ja, wer sind wir eigentlich? "Wer bin ich eigentlich, dass ich leuchtend, begnadet, phantastisch sein darf?" fragt Nelson Mandela und fügt hinzu: "Wer bist du denn, es nicht zu sein?" Indem Mandela diese zweite Frage stellt, macht er einen wichtigen Schritt. Er schafft eine Öffnung hin zu einem anderen Bild unserer selbst. "Wer bist du denn, es nicht zu sein?" Eine solche Öffnung hat auch Roberto Assagioli mit der Psychosynthese geschaffen. Sie sollte eine Psychologie sein, die die Realität der Seele und ihrer Kräfte ebenso anerkennt wie die Impulse, Triebe und Bedürfnisse der vitalen Basis der menschlichen Natur und die die verschiedenen Dimensionen des Menschseins in ein Bild zusammenfügen kann.

Nelson Mandelas Frage, die ja die uralte Menschheitsfrage ist, steht im Mittelpunkt der Psychosynthese: "Wer bin ich eigentlich?" Assagioli wurde nicht müde, immer wieder zu betonen, dass wir nicht glauben sollen, was uns über uns gesagt wird: keinerlei Dogmen oder Glaubenssysteme hinzunehmen, auch nicht solche wissenschaftlicher Art! Stattdessen forderte er dazu auf, sich selbst zu befragen, bei sich selbst anzufangen und herauszufinden: Wer bin ich? Die Psychosynthese will keine neuen Glaubenssysteme und Lehrmeinungen aufstellen. Sie will dazu anleiten, der eigenen Erfahrung zu folgen, das eigene Erleben ernst zu nehmen und aus diesem Erforschen heraus Antworten zu finden. Der erste Grundsatz der Psychosynthese könnte also in die Formel gefasst werden: kein Dogma – sondern Selbsterfahrung.

Einen zweiten Grundsatz haben wir bereits in der Einleitung kennengelernt: Befassen Sie sich nicht so viel mit Ihren Problemen – werden Sie sich stattdessen Ihrer höheren Kräfte und Fähigkeiten bewusst.

Das ist nicht so leicht wie es aussieht. Es ist ja kein Zufall, dass sich die Psychologie und die meisten psychotherapeutischen Methoden kaum am gesunden, sondern am kranken Menschen orientieren. Das Wissen dieser Fachgebiete ist an neurotisch erkrankten Menschen gewonnen worden, an Menschen, die Symptome entwickelt, ein Leiden ausgebildet und deshalb Hilfe gesucht haben. An ihnen haben zum Beispiel Freud und seine Schüler ihre Studien betrieben. Damit will ich die Erkenntnisse der Psychoanalyse nicht schmälern. Ich denke, dass dieser Weg vielleicht zunächst ein unumgänglicher war. Denn das kennen wir alle auch von uns selbst: Solange es uns gut geht, fragen wir selten danach, wer wir sind. Die Frage gewinnt erst an Bedeutung, wenn wir über Problemen brüten, wenn wir in Bedrängnis kommen, wenn wir nicht mehr weiter wissen. Aber gerade dann, so sagt Assagioli, ist es ganz besonders wichtig zu wissen, wer wir eigentlich sind. Sonst besteht die Gefahr, dass wir uns mit diesem bedrängten Teil identifizieren, dass wir glauben, nur das zu sein. Stattdessen sollten wir lieber wie Alice aus der Langeweile herausspringen und neugierig dem Kaninchen folgen... Mitten in Krise und Bedrückung ist es ganz besonders wichtig, sich nicht von den Problemen, Sorgen, Nöten oder Ängsten vollkommen einnehmen zu lassen, so dass wir nur noch aus Langeweile oder Angst, aus Wut oder Ohmacht zu bestehen scheinen. Gerade dann ist es wichtig, uns daran zu erinnern, wer wir auch noch sind.

Wer bin ich?

Die Raupe und Alice starrten sich ein Weilchen wortlos an. Dann nahm die Raupe die Pfeife aus dem Mund. "Wer bist du?", erkundigte sie sich gelangweilt und mit schläfriger Stimme... "Ich weiß es nicht genau, mein Herr," antwortete Alice ziemlich kühl, "wenigstens augenblicklich nicht. Ich weiß, wer ich war, als ich heute morgen aufstand, aber ich glaube, dass ich mich seither mehrfach verwandelt habe."

Lewis Carrol, Alice im Wunderland

Wer bin ich? Wer bin ich auch noch? Wer bin ich eigentlich? Wer bin ich eigentlich wirklich?

Wenn wir diese Frage wiederholt stellen und so in immer tiefere Bereiche vordringen, können wir erfahren, dass es da verschiedene Antworten gibt, dass es verschiedene Schichten meiner Persönlichkeit gibt, verschiedene Schichten meines Seins. Kein Dogma, sondern Selbst-Erfahrung hieß unser erster Grundsatz. Wenn Sie das hier Gesagte also nicht einfach glauben wollen, müssen Sie diesen Fragen selbst nachgehen.

Wenn Sie das tun, dann werden Sie vielleicht zunächst auf Antworten stoßen, die besagen: Ich bin Margot oder Hans. Ich bin eine Frau oder ein Mann, ich bin Lehrerin oder Elektrotechniker. Sie werden feststellen, dass es verschiedene Identitäten gibt, die als Mutter zum Beispiel ist sicherlich ganz anders gestaltet wie jene als Staatsanwältin oder als Busfahrerin. Sie können ganz verschiedene Persönlichkeitsanteile auffinden, die jeweils ganz Unterschiedliches in Ihnen aktivieren. Sie verhalten sich bestimmt ganz anders, wenn Sie mit dem Mann, den Sie lieben, essen gehen als wenn Sie Ihre Volleyball-Mannschaft trainieren. Sie leben bestimmt einen anderen Teil Ihrer Persönlichkeit, wenn Sie mit Ihrem Vorgesetzten sprechen oder als Vater Ihrem kleinen Sohn das Fahrradfahren beibringen. Mein Mann kann zum Beispiel an der Art meines Redens leicht erkennen, ob ich am Telefon mit meiner Mutter spreche, also in meiner Tochter-Identität bin, oder mit meiner Freundin. Aber wer von all diesen Personen, von diesen verschiedenen Teil-Persönlichkeiten bin ich denn nun? Irgendwie bin ich ja alle! Bin ich vielleicht viele?

Oder wenden wir uns mehr Ihrem inneren Erleben zu: Glauben Sie, Ihre Gefühle wären Sie? Aber was ist dann, wenn Sie heute traurig sind und morgen wütend, wenn sie heute ängstlich sind und morgen voller Mut und Siegesgewissheit? Wechselt dann Ihre Identität täglich oder sogar stündlich oder noch schneller? Und wie sieht das beim Denken aus, mit dem sich viele Menschen sehr stark identifizieren? Werden Sie jedesmal ein anderer, eine andere, wenn Sie Ihren Standpunkt ändern, was ja in manchen Zeiten rasant vonstatten gehen kann? Wer sind Sie denn nun? Sie fragen sich vielleicht: "Bin ich der Trauerkloß oder bin ich der Wüterich?" Oder Sie fragen sich: "Bin ich die souverän analytisch Denkende oder bin ich die Verwirrte?" Bei all diesen wechselnden Zuständen und Facetten Ihrer Person ist die Frage nicht leicht zu beantworten: Wer bin ich wirklich?

Wenden wir uns nun einer anderen Schicht zu. Unter all diesem unterschiedlichen Erleben Ihrer selbst, bei aller Komplexität und Vielfalt Ihrer Person gibt es doch auch noch etwas anderes, ein Wissen, ein Erleben, das besagt: "Ich weiß, dass ich ich bin, ich besitze ein Erleben von Kontinuität und Identität, ein Erleben, eine einheitliche Person zu sein durch mein ganzes Leben hindurch. Bei all dieser Vielfalt und Wechselhaftigkeit, sogar bei aller möglichen inneren Konflikthaftigkeit oder Zerrissenheit weiß ich doch, dass ich ganz bin. Ich erlebe das alles. Ich bin einmal traurig und einmal froh. Ich bin einmal klar denkend und ein anderes Mal verwirrt." Da ist dieses geheimnisvolle Etwas, das wir Ich nennen, das uns in all unserer Teilhaftigkeit zusammenhält, das uns über alle innere Vielfalt und Komplexität hinweg, über all unsere inneren Brüche und Konflikthaftigkeiten hindurch zu einem Menschen macht.

Können Sie sich daran erinnern, dass Sie vielleicht einmal aufgewacht sind eines Morgens oder auch nach einem Mittagsschlaf, und Sie waren einen Augenblick lang ganz orientierungslos? Sie wussten nicht, wo Sie sind, und auch nicht so genau, wer Sie sind, und nicht, was Ihr Leben gerade ausmacht. Wenn Sie einmal eine Narkose hatten, haben Sie diese Orientierungslosigkeit beim Aufwachen wahrscheinlich sehr intensiv durchlebt. Solche Augenblicke können recht erschreckend sein, nur dauern sie meist nicht an, wir orientieren uns wieder, wissen, wer wir sind, was für ein Tag heute ist und welchen Aufgaben wir uns zuwenden müssen. So sortieren wir uns in Sekundenschnelle zusammen, fügen die Facetten unserer Persönlichkeit ineinander und bauen unser Selbstverständnis wieder um uns herum auf. Das geht so schnell, dass wir es meistens nicht einmal bemerken.

Was aber ist das, was immer da ist, was im Innern vorhanden ist, was bleibt, selbst wenn mir die Orientierung abhanden gekommen ist? Was ist das, das mich kennt und weiß, wer ich bin? Das mich wieder zusammensetzen kann zu der vertrauten Person, in der ich mich wiedererkenne? Was ist es, das diese Kontinuität herstellt, so dass ich weiß, dass ich heute dieselbe bin wie damals als Kind, obwohl mir die Kindheitserlebnisse in der Erinnerung vielleicht schon vage und fremd geworden sind? Was ist das, das weiß, dass ich dieselbe sein werde in Zukunft, selbst wenn ich hoffe, dann auch eine ganz andere geworden zu sein? Es gibt viele Bezeichnungen für dieses Ganze, und ob wir es Selbst nennen oder Höheres Selbst oder Seele oder wie auch immer, letztlich geht es um diesen Kern der Lebendigkeit in uns, um das Wachsende, Werdende, das sich in seiner Entwicklung und Wandlung immer gleich bleibt, obwohl ich doch andererseits im Laufe meines Lebens immer wieder neu werden muss. Dieses Ganze, die Seele, ist das, was mich zu dem einen und einmaligen Menschen macht, der ich bin.

Ein vielschichtiges Bild von Identität

Ich bin ein armes Zwiebelchen
Nimm mir das nicht übelchen.
Joachim Ringelnatz

Es gibt also verschiedene Schichten der Identität. Solche, die sich ändern, und solche, die bleiben. Ich möchte das in ein Bild fassen, das es anschaulich machen kann: Stellen Sie sich zum Beispiel eine Zwiebel vor. Dann sind Ihre verschiedenen Persönlichkeitsanteile und Befindlichkeiten die weißen Zwiebelschichten. Wenn wir kochen wollen, sind diese ganz wesentlich. Den lebendigen grünen Zwiebelkeim in der Mitte schneiden manche heraus, weil er Stoffe enthält, die dem menschlichen Körper nicht dienlich sind. Aber dieser Keim entscheidet ganz allein darüber, ob die Zwiebel intakt ist, so dass man sie einpflanzen kann, dass sie anwächst und austreibt und Blüten schiebt und Samen bildet für eine nächste Generation Zwiebeln. Es ist der Zwiebelkeim ganz im Innern, in der Mitte der Zwiebel, der auf geheimnisvolle Weise alles weitere Leben in sich birgt.

Viele psychologische Schulen befassen sich nur mit dem Kochen. Sie interessieren sich für die Zwiebelschalen und schneiden den Keim heraus. Das ist uns heute ein sehr gängiges Menschenbild. Aber fragen Sie sich einmal: Was bleibt denn dann von den tieferen Lebenskräften übrig? Dagegen halten manche spirituellen Traditionen nicht sehr viel vom Kochen, ihr Interesse gilt vor allem der höheren Bestimmung der Zwiebel und sie sehen nur den Keim als wertvoll an. Die Schalen werden dabei sogar vielleicht als hinderlich betrachtet. Aber was wäre die Zwiebel ohne ihre fleischigen, scharf-würzigen Schichten? Was bliebe dann noch von ihr übrig? Der Keim könnte gar nicht überleben ohne die nährenden Schalen, ohne die schützenden Schichten! Wir können das eine nicht vom anderen trennen, die Zwiebel existiert nur als Ganzes.

Nun gibt es aber ein ganz eigenartiges Phänomen in unserer heutigen "fortschrittlichen" Zwiebelwelt. Es gibt nämlich immer mehr Züchtungen von Pflanzen, sogenannte "Hybriden", die zu Hochleistung getrimmt wurden, aber selbst nur noch ganz klägliche, degenerierte Nachkommen hervorbringen können. Das Leben, das sie hervorbringen, ist geschwächt und geschädigt, ihre Lebenskraft reicht zwar für eigene, sehr spezifische Höchstleistung aus, aber nicht dafür, weitere wirkliche Lebendigkeit zu erschaffen. Diese Fähigkeit haben sie durch ein besonderes, ausgeklügeltes Züchtungsverfahren verloren, das dafür andere, mehr oder weniger zweckdienliche Eigenschaften in ihnen ausgebildet hat: Sie sehen zum Beispiel makellos aus, entwickeln mehr gaumenschmeichelnde Süße und werden größer als ihre ursprüngliche Art. Der Preis, den sie dafür zahlen müssen ist, dass sie selbst nur noch Kümmerliches hervorbringen können.

Könnte das nicht ein erschreckendes Bild dafür abgeben, was uns droht, wenn wir uns in dem, was wir zu sein glauben, von einem Menschenbild leiten lassen, das unseren lebendigen Zwiebelkeim geleugnet, geschwächt und sogar herausgeschnitten hat? Wenn wir der Verführung der Makellosigkeit, der Süße und der Größe erliegen?

Die Psychosynthese pflegt ein organisches Menschenbild. In ihrer Sicht sind wir wachsende, werdende Wesen, wir entwickeln uns. Wie die Zwiebel bilden wir erst nach und nach unsere vielfältigen Persönlichkeitsschichten aus, und das ist ein langwieriger Vorgang, der immer wieder durch Krisen, durch Stadien der Umgestaltung und Umformung hindurchgehen muss. Wie die Zwiebel wachsen auch wir hin zu immer umfassenderer Ganzheit. Wachstum, Entwicklung gibt es nur, wenn es eine Entwicklungsrichtung gibt, wenn es ein Ziel gibt, wohin die Reise geht. Und so wie im Innern der Zwiebel der Keim steckt, muss es auch im sich entwickelnden Menschen ein inneres, steuerndes Zentrum geben, das sein Entwicklungsziel schon in sich trägt. Damit die Werdebewegung sich entfalten kann, braucht es die lebendige Anwesenheit eines solchen Zentrums:

Die Zwiebel muss ganz sein, samt fleischigen Zwiebelschichten und grünem Keim. Die Zwiebelschichten können sogar verwundet, beschädigt und von Insekten befallen sein, das kann ihre Lebenskräfte noch nicht gleich zerstören. Aber der Keim ist von besonderer Bedeutung. Er übersteht nur geringe Beschädigung, und wenn er gar herausgeschnitten wurde, dann ist es vorbei mit der Fruchtbarkeit. Nur wenn er ausreichend intakt ist, kann die Zwiebel wachsen, weitere Schichten ausbilden, schließlich zur Blüte kommen und Samen ausbilden.

Den dritten Grundsatz der Psychosynthese können wir folgendermaßen formulieren: Das Selbst, die Seele, der Zwiebelkeim ist nicht nur eine metaphysische Spekulation, sondern eine lebendige Realität. Sie ist zwar verborgen, kann aber gefunden, erfahren, selbst erlebt werden. Jedermann und jedefrau kann dies in sich überprüfen.

Dieser Selbst-Erfahrung, der bewussten Erfahrung des Selbst, der Seele dient eine Übung[2], die in der Psychosynthese eine zentrale Stellung inne hat. Wenn Sie sich darin üben wollen, Ihre Zwiebelschalen vom Keim zu unterscheiden und die Erfahrung des Selbst zu erlangen, können Sie sie ausprobieren. Erlauben Sie sich, in eine innere Erfahrung zu gehen und dabei aufmerksam zu erkunden, was in Ihnen aufgerufen wird, wenn Sie der Anleitung folgen. Auf diese Weise kann die Übung, vor allem, wenn sie eine Weile regelmäßig praktiziert wird, zur Erfahrung des Selbst, zur Erfahrung der Seele führen.

> Setzen Sie sich bequem hin und entspannen Sie sich.
>
> Werden Sie sich Ihres Körpers bewusst. Wie geht es Ihrem Körper in diesem Augenblick? Welche Empfindungen können Sie wahrnehmen? Spüren Sie den Kontakt der Füße zum Boden... den Kontakt des Körpers zum Stuhl? Spüren Sie die Bewegung des Atems? Jetzt machen Sie sich bewusst, wie Ihr Körper vor einigen Jahren anders war als heute. Sie haben ihn anders empfunden. Machen Sie sich auch bewusst, dass

Ihr Körper wieder anders sein wird in einigen Jahren. Ihr Körper ändert sich von Tag zu Tag, von Stunde zu Stunde, von Augenblick zu Augenblick. Manchmal fühlt er sich energiegeladen und wach an, ein anderes Mal fühlen Sie Schmerzen oder sind müde. Fragen Sie sich, während Sie sich Ihres Körpers bewusst sind: *Wer ist sich dieses Körpers bewusst? Wer hat einen Körper?*

Nun wenden Sie sich ihren Gefühlen zu. Was fühlen Sie gerade? Machen Sie sich bewusst, dass auch Ihre Gefühle sich ständig ändern: Einmal sind sie fröhlich, dann traurig, dann wieder voller Zorn. Sie wechseln zwischen verschiedenen Zuständen, manchmal innerhalb von Sekunden. Welche Gefühle haben Sie heute schon durchlebt? Während Sie sich Ihrer Gefühle bewusst werden, fragen Sie sich: *Wer ist sich dieser Gefühle bewusst? Wer hat Gefühle?*

Nun machen Sie sich Ihre Gedanken bewusst. Was denken Sie gerade jetzt? Vielleicht denken Sie über Sinn oder Unsinn dieser Übung nach? Haben Sie schon einmal beobachtet, wie schnell Ihre Gedanken ihre eigenen Wege gehen, wenn Sie sich auf etwas Bestimmtes konzentrieren wollen? Manchmal ist Ihr Denken klar und zielgerichtet, manchmal chaotisch und verwirrt... Vor einigen Jahren haben Sie über vieles anders gedacht als heute und in einigen Jahren wird sich Ihr Denken wieder verändert haben. Auch Ihr Geist ändert sich... Fragen Sie sich: *Wer hat Gedanken? Wer ist sich bewusst?*

Jetzt lassen Sie sich tiefer in dieses: *"Wer ist sich bewusst?"* hineinsinken. Erleben Sie diesen Punkt, diesen Ort der Bewusstheit. Bleiben Sie dabei und erlauben Sie diesem Erleben sich zu vertiefen und sich auszubreiten...

Können Sie sich als ein Wesen erkennen, das einen Körper besitzt, Gefühle und Geist? Wie ist es, das eine zu sein, das gleich bleibt, sich nicht ändert innerhalb der Wechselhaftigkeit des Lebens? Das größer ist als Körper, Gefühle, Geist.. Wie ist es, das zu sein, das darüber hinausreicht?

Die Reise der Entwicklung

Die spirituelle Entwicklung des Menschen
ist eine lange und mühsame Reise,
ein Abenteuer durch fremde Landschaften
voller Überraschungen, Schwierigkeiten
und sogar Gefahren. Sie schließt eine drastische
Umwandlung der "normalen" Elemente
der Persönlichkeit ein, das Erwachen bisher
schlummernder Fähigkeiten, ein Anheben
des Bewusstseins in neue Bereiche und ein Wirken
hin zu einer neuen inneren Dimension.
Roberto Assagioli

Die Reise der Entwicklung hat ein Ziel. Roberto Assagioli sagt, das Ziel sei es, *die Energien des Selbst, der Seele zu befreien.* Am Bild der Zwiebel haben wir die doppelte Natur des Menschen kennengelernt: Er hat nicht nur eine Persönlichkeit – oder bemüht sich, so gut er kann, eine solche zu entwickeln; sondern er hat auch eine Seele, die ans Licht kommen und sich verwirklichen will – oft gegen den Widerstand der Persönlichkeit. Und so wie bei der Zwiebel das Wesentliche der Keim ist, um den herum die Schichten sich ausformen, damit der Keim leben und seine Bestimmung entfalten kann, so ist beim Menschen das Wesentliche die Seele. Die Seele braucht die Persönlichkeit als ihre Zwiebelschichten um sich herum, sie braucht die Persönlichkeit, um sich im Leben zu verwirklichen. Je mehr die Persönlichkeit reift, je harmonischer und integrierter sie sich entwickeln kann, desto besser kann sie der Seele zur Verwirklichung verhelfen. Vorausgesetzt, die Persönlichkeit befindet sich im Einklang mit den Zielen der Seele; vorausgesetzt, die Persönlichkeit ist mit dem Selbst, ist mit der Seele in Kontakt.

Hier ist eine weitere Gelegenheit für eine eigene innere Erfahrung:

> Fragen Sie sich: "Wer bin ich?" Welche Empfindungen und Gefühle, welche Bilder und Gedanken steigen in Ihnen auf? "Was macht mein Leben aus?"
>
> Fragen Sie sich: "Wer war ich vor 10 Jahren. Was habe ich damals gedacht, gefühlt, geglaubt, gelebt?" Erlauben Sie sich, innerlich zurückzugehen und sich in jene Zeit hinein zu versetzen. Welche Empfindungen und Gefühle, welche Bilder und Gedanken steigen in Ihnen auf?
>
> Dann fragen Sie sich noch: "Wer will und kann ich in 10 Jahren sein?" Erlauben Sie sich, innerlich vorwärts zu gehen, in die Zukunft hinein, und lassen Sie Empfindungen und Gefühle, Bilder und Gedanken aufkommen, wer Sie in 10 Jahren sein wollen und sein können. Wie erleben Sie sich dann?
>
> Fragen Sie sich jetzt: "Von wo nach wo ist die Reise gegangen? Was hat sich verändert? Was hat sich entwickelt? Was ist Neues gewachsen und geworden, das damals noch nicht da war? Was ist an neuem Potenzial entfaltet worden? Was will werden und sich entfalten?"
>
> Gelingt es Ihnen, eine Ahnung von ihrer eigenen Entwicklungsbewegung aufsteigen zu lassen? Können Sie ein Gespür für den Weg Ihrer Seele bekommen?

Die Persönlichkeit kann den Wesensausdruck genauso auch verhindern, wenn ihre Integration aus unterschiedlichen Gründen nicht fortschreiten kann und sie den Kontakt zu ihrem Zentrum verloren hat. Jeder Wachstumsschub ist ein ungeheuerlich komplexer Vorgang, der das Ineinandergreifen und Neuordnen von unzähligen Einzelteilchen erfordert. Diese Integration, die Zusammenfügung aller Eigenschaften und Funktionen der Person zu einem handlungsfähigen Ganzen muss angestrebt und aktiv gefördert werden. Sie geschieht nicht einfach so von ganz allein, wie das bei der Zwiebel der Fall ist. Die Zwiebel wird von inneren Wachstumsgesetzen gelenkt. Sie bildet ihre Schichten ganz richtig und geordnet aus, so dass ein lebensfähiges Ganzes daraus erwächst. Beim Menschen ist diese Innensteuerung auf der körperlichen Ebene genauso vorhanden. Aber auf der psychischen Ebene ist ein höheres Komplexitätsniveau ausgebildet. Der menschliche Wille und dessen Freiheitsmoment bringen Möglichkeit und Notwendigkeit eigenen aktiven Handelns und Gestaltens mit sich. Da müssen viele innere Impulse gezähmt und gezügelt, manche Energien gebündelt und kanalisiert, andere müssen befreit und aktiviert werden, weite Teile des Potenzials eines Menschen müssen vielleicht überhaupt erst gefunden und aufgedeckt werden, und alle inneren Kräfte und Energien müssen allmählich auf ein steuerndes Zentrum ausgerichtet werden, so dass sie sich nicht mehr gegenseitig bekämpfen, behindern und beschädigen, aneinander zerren und vielleicht in alle möglichen Richtungen auseinander streben. Wenn die Ausrichtung auf ein inneres steuerndes Zentrum mehr und mehr gelingt – was bei der Zwiebel ganz selbstverständlich als Befolgen des inneren Wachstumsimpulses gegeben ist –, wird die Persönlichkeit zu einem harmonischen, organischen Ganzen zusammengefügt, das dem Ausdruck der Seele dienen kann.

> Sie können sich fragen: "Wer bin ich – wirklich? Was will ich – wirklich? Wo gehe ich hin? Was steht im Weg? Was ist mein nächster Schritt? Bin ich bereit, ihn zu tun? Wie kann ich ihn tun?"

Um die Reise der Entwicklung bestehen zu können, um immer wieder neu für den jeweiligen Reiseabschnitt gerüstet zu sein, braucht es gute Vorbereitung, eine angemessene Ausrüstung, eine brauchbare körperliche Verfassung und natürlich auch verschiedene Kenntnisse und Fertigkeiten. Man sollte zum Beispiel klettern können, wenn die Reise auf einen hohen, steilen Gipfel führen soll, oder Kenntnisse in Navigation haben, wenn man sich zum Ziel gesetzt hat, als Ein-Hand-Segler die Welt zu umrunden. Deshalb befasst sich die Psychosynthese sehr eingehend mit den "Zwiebelschichten" und deren guter Ausformung. Dabei hat sie aber immer den Keim im Blick. Während sie mit den vielfältigen Anteilen der Persönlichkeit umgeht und deren Entfaltung und Harmonisierung anstrebt, zielt sie gleichzeitig unablässig auf den tiefen Mittelpunkt des Seins.

Die Suche nach Sinn

Es muss das Herz bei jedem Lebensrufe
bereit zum Abschied sein und Neubeginne...
Hermann Hesse

Wenn wir den Menschen als in Entwicklung begriffen betrachten, dann muss es ein inneres Streben nach, einen Drang hin zur Integration geben. Der Lebensruf ertönt in uns – mehr oder weniger laut. Das Rufen, den Drang erleben wir als Suche nach Lebenssinn. Diese Suche ist kein einmaliges Ereignis, sie kehrt in verschiedenen Lebensphasen immer wieder. *Des Lebens Ruf an uns wird niemals enden...*, sagt Hermann Hesse in seinem Gedicht "*Stufen*". Jedesmal, wenn ein neuer innerer Wachstumsschub erfolgt, wenn wir weitere Zwiebelschichten ausbilden müssen, um die aufsteigenden Lebenskräfte zu fassen, wenn uns unsere alte Zwiebelordnung verloren geht, erleben wir das als Krise, als inneres Chaos, als Verlust von Sinn. Unser Leben erscheint uns auf einmal als undurchschaubar, als sinnlos oder als unerträglich, als beliebig oder als bodenlos. Wir müssen neue Zwiebelschichten ausbilden, unsere alten Zwiebelschichten neu ausrichten, die Zwiebel muss in eine größere, vielschichtigere Form finden, sich neu ordnen um ihre Mitte, ihren Keim herum. Während wir in Umgestaltung sind, erleben wir das als Strukturverlust. Inmitten des Umbaus scheinen wir den Bezug zu unserem Keim, zur Seele verloren zu haben. In diesem Keim aber, in unserer Seele liegt die Lebenskraft verborgen. Es ist der Keim, der um die zukünftige Lebensgestalt der Zwiebel "weiß". Im Keim ist die Zukunft mit ihrem neuen Sinn enthalten, von dort her kommt die Fähigkeit, in Unsinn, Chaos und Strukturverlust neuen Sinn zu finden. Wenn wir unsere Zwiebelschichten schließlich so umgestaltet haben, dass sie eine neue organische Ordnung um den Keim herum bilden können, kann die Seele sich wieder frei und mit größerer Kraft ausdrücken: Wir haben neuen, tieferen und reiferen Lebenssinn gefunden. Wir haben den Ruf des Lebens an uns für dieses Mal beantworten können.

Mein Herz ist wie ein singender Vogel,
Des Nest gebaut an rauschendes Wehr.
Mein Herz ist wie ein Apfelbaum
mit Ästen hangend von Früchten schwer.
Mein Herz ist wie eine schimmernde Muschel,
friedlich treibend durch stilles Meer.
Mein Herz ist nimmermehr beklommen,
weil mein Liebster ist gekommen.

So besang einst die englische Dichterin Christina Rossetti ihre Ankunft nach langer, sicherlich mühsamer Reise der Sinnsuche: Mein Herz ist wie ein singender Vogel... Christina Rossetti zeichnet uns ein poetisches Bild für den neu gefundenen Lebenssinn: Mein Herz ist nimmermehr beklommen, weil mein Liebster ist gekommen. Das Bild ist eines, das häufig verwandt wird, um diese innere Suche nach sich selbst zu beschreiben, das Bild der Suche nach der Liebsten, dem Liebsten als Bild dafür, was zutiefst Sinn macht und das Leben mit Licht zu erfüllen vermag.

Vor dem Hintergrund ihrer Worte kann ich einen Blick auf mich selbst werfen: Wie ist das mit meinem Herzen? Singt es? Hängen schwere Früchte daran, die darbieten, was mein Seelenkeim hervorbringen will? Ist mein Geliebter schon gekommen? Oder bin ich gerade mitten im Umgestalten, werde ich gerade umgepflanzt in neue Erde oder umgetopft in ein größeres Pflanzgefäß? Bin ich mitten im Wirbel von Sinnlosigkeit und Chaos? Oder bin ich verloren gegangen in der Wüste innerer Leere und auf der Suche nach neuen Wassern des Lebens?

Wenn wir uns nicht nur auf die Persönlichkeit ausrichten, sondern auch auf die Seele, eröffnet sich uns ein radikal anderer Zugang zu unseren inneren Nöten. Aus dem Blickwinkel der Persönlichkeit, aus der Sicht des vereinzelten Ich lautet die Lebensfrage vielleicht: Wie kann ich bestehen in einer immer schwieriger werdenden Welt, wie kann ich die immer komplexer und unüberschaubarer werdenden Anforderungen der heutigen Lebensbedingungen bewältigen? Aus der Sicht der Seele stellt sie sich ganz anders.

> Dann können Sie sich zum Beispiel fragen: "Wo stehe ich in Beziehung zu meinem Potenzial? Was will der Ruf des Lebens in mir? Was macht mir wirklich Freude? Was macht mir tiefen Sinn? Was geht mich zuinnerst an? Was ist mir wirklich von Wert und Bedeutung? Was beglückt mich zutiefst? Was ist es, das mein Herz zum Hüpfen, das meine Seele zum Singen bringt? Welche Früchte will mein Seelenbaum hervorbringen? Was ist mein Geliebter, mein Geliebtes?"

Solche Fragen können dabei helfen, sich wieder auf die eigene Mitte auszurichten, den einzigartigen Lebensausdruck aufzuspüren, das unverwechselbare Wesen zu entdecken, die eigene Melodie, den individuellen Lebenssinn. Denn genau dort ist der Bezug zum Selbst da. Mein eigenes Potenzial ist die Spur zu meiner Seele, hier ist das Fädchen zu fassen, das mir helfen wird, bei meinem tieferen Sein anzukommen, das mir helfen kann, mich wieder mit meiner Seele zu verbinden und neuen Wesensausdruck hervorzubringen.

Wenn wir diesen Fragen wirklich nachgehen, können die Energien unserer höheren Natur sich entfalten und wir können finden, was noch unerkannt in uns steckt: neue Kreativität und zündende Begeisterung, echte Freude und heller Mut, leuchtende Klarheit und vibrierende Kraft, grenzenlose Weite und tiefe Verbundenheit. Wir erfahren staunend, welch "unermesslicher Reichtum" (Ferrucci) in unserem eigenen Innern bereitliegt, dort schlummert und darauf wartet, von uns gefunden und aufgeweckt zu werden. Wir können dankbar erleben, dass wir nicht immer die bleiben müssen, die wir zu sein geglaubt haben; dass wir andere werden können, dass wir uns in eine neue Zukunft hinein gestalten können, dass wir über unsere alten Selbstbilder und damit auch über unsere alten Sorgen und unsere aktuellen Nöte hinauszuwachsen vermögen.

In Christina Rossettis Gedicht ist noch etwas anderes enthalten, das leicht übersehen werden könnte: *Mein Herz ist wie ein singender Vogel, des Nest gebaut an rauschendes Wehr. Mein Herz ist wie eine schimmernde Muschel, friedlich treibend durch stilles Meer...* Da ist nicht nur der singende Vogel, sondern auch das rauschende Wehr. Da ist nicht nur die schimmernde Muschel, sondern auch das stille Meer. In Christinas Herz ist beides verbunden: Der singende Vogel hat sein Nest an das rauschende Wehr gebaut. Die schimmernde Muschel treibt friedlich durchs stille Meer. Da ist kein vereinzeltes Ich, sondern ein Ich in Verbundenheit, ein Ich, das eingebettet ist in äußere Welt. Da ist kein Ich, das nur seine eigene Erfüllung, seine "Selbstverwirklichung" in Absonderung von der Welt sucht, kein Ich auf Selbstverwirklichungs-Trip! In diesem Herzen sind Eigenes und Welt, sind Ich und Du in ein einziges Bild zusammengefügt: *Mein Herz ist nimmermehr beklommen, weil mein Liebster ist gekommen.*

Deshalb gibt es noch eine zweite Frage, die wir stellen müssen, wenn wir die Vereinzelung unseres Ich überwinden und in den Bereich der Seele eintreten wollen. Die zweite Frage wendet sich nach außen, sie zielt darauf ab, die Ich-Bezogenheit zu überschreiten, die Grenzen der eigenen Bedürfnisse, Wünsche und Interessen zu überwinden und über die Beschränkung auf die persönliche Verwirklichung hinauszugelangen. Diese Frage hilft dabei, sich in Zielen wiederzufinden, die einem größerem Wohl dienen, die die Gemeinschaft, die ganze Erde oder sogar noch einen größeren, universalen Zusammenhang im Sinn haben. So wird das eigene Augenmerk darauf ausgerichtet, sich als Teil eines größeren Ganzen zu erleben, seinen Platz darin zu finden und ihn einzunehmen:

> Sie können sich fragen: "Was ist der Sinn meines Lebens? Wozu bin ich hier? Was ist die Aufgabe, die sich mir stellt? Was ist es, das durch mich in die Welt gebracht werden, was durch mein Dasein verwirklicht werden will und soll? Was ist das, was bleibt, wenn mein eigenes, begrenztes Leben auf dieser Erde zu Ende sein wird? Was ist das, was ich den Menschen, der Welt, dem großen Ganzen zu geben habe, und das fehlen würde, wenn ich es nicht tue? Was ist der Ruf des Lebens an mich?"

Diese beiden Fragen, die nach dem ganz persönlichen Sinn und jene nach der Lebensaufgabe, werden oft zu unterschiedlichen Zeiten eines Lebenslaufes gestellt. Doch brauchen sie einander: Wer nur nach der Entfaltung seines eigenen Potenzials strebt, kann in Selbstsucht, aber auch in Selbsttäuschung geraten. Denken Sie nur an die Wissenschaftler, die bestimmt mit Begeisterung und Eifer die Atomforschung entwickelt haben und am Ende erkennen mussten, welch schreckliches und unkontrollierbares Zerstörungspotenzial damit zur Welt gebracht wurde. Wer nur nach Entfaltung seiner selbst, nach der Verwirklichung seines Potenzials strebt, dem droht der größere Sinnzusammenhang verloren zu gehen.

Wer aber nur seiner Lebensaufgabe Beachtung schenkt, kann sich leicht in entleerter Pflichterfüllung und in Ausgebranntsein wiederfinden. Es gibt unzählige Biographien, die davon erzählen, wie einer oder eine mit großen Idealen angetreten ist, die sich aber schließlich in Selbstaufgabe und Verbitterung, in Sinnentleerung und Groll gewandelt haben. Wer nur auf seine Lebensaufgabe schaut, dem droht der persönliche Sinn und damit die vitale menschliche Lebendigkeit verloren zu gehen.

Sie können sich sicher sein: Wenn Sie in einer Krisenzeit Ihres Lebens stecken, werden Sie bei genauer Betrachtung immer finden, dass Ihnen entweder das eine oder das andere aus dem Blickfeld geraten ist. Solange Sie sich vor Augen halten, dass sie zusammengehören, können Sie mit der einen Frage ebensogut beginnen wie mit der anderen. Und wenn Sie diesen Fragen eine Weile lang beständig und ausdauernd nachgegangen sind, werden Sie vielleicht erkennen, dass ganz unten am Grund, am Ursprung beides das Gleiche ist: Dass das, was unser Herz zum Singen bringt, was uns das Wichtigste, Wertvollste und Schönste ist, dass das, was uns wirklich glücklich macht, auch genau das ist, was wir der Welt zu geben haben, weil es unser Bestes ist, unser kostbarer, einzigartiger, unser individueller Beitrag zum Ganzen.

Die "Realität der Seele", wie Roberto Assagioli es nennt, erleben wir meist nur momenthaft. Es ist dann als würde etwas einrasten, dorthin, wo es hingehört. Es ist das Erleben des Verbundenseins, die Erfahrung Teil zu haben, einen ganz eigenen, unersetzlichen Platz im großen Lebensganzen zu haben und ihn ganz und gar einzunehmen. Solche Erfahrungsmomente, die in uns das Empfinden und das Wissen lebendig werden lassen, ein einzigartiges Wesen zu sein, das ganz genau so wie es ist, richtig ist und allein nur durch sein Dasein einen unverwechselbaren Beitrag zum Ganzen hinzufügt, geben dem Leben eine gänzlich neue Perspektive.

Der vielleicht wichtigste und weitreichendste Grundsatz der Psychosynthese, das sogenannte Gesetz der Synthese, lautet: Je mehr einer das wird, was er sein soll, je umfassender einer das verwirklicht, was in ihm angelegt ist, desto mehr wird er als einzigartiges Individuum Teil des Ganzen, als würde sich – um ein

Bild aus der Mechanik zu benutzen – das Zahnrädchen langsam immer passgenauer ins Getriebe einfügen, bis es ganz greift.

Werden wie die Kinder...

Kehre zum Anfang zurück –
Werde wieder ein Kind.
Tao-Te Ching

"Alle großen Leute sind einmal Kinder gewesen (aber wenige erinnern sich daran)", schreibt Antoine de Saint-Exupéry in seiner Widmung zum "Kleinen Prinzen". Warum sagt er, dass sich nur wenige daran erinnern? Denn in Wirklichkeit haben die Menschen ja viele Erinnerungen an ihre Kindheit, jedenfalls die meisten. Aber Antoine de Saint-Exupéry meint wohl etwas anderes. Er meint, dass die meisten Erwachsenen das Kind in sich verleugnen, unterdrücken und auf eine Weise "groß" geworden sind, die das Kindliche nicht mehr bei sich hat. Er spricht von einer Spaltung zwischen der Welt des Erwachsenseins und der Welt der Kindheit, die unser Leben durchzieht und die uns daran hindert, ganz zu sein und unser wahres Wesen zum Ausdruck zu bringen.

Mit dieser Spaltung befasst sich ein psychologisches Konzept, das in den letzten Jahren große Bekanntheit erlangt hat und das auch die Psychosynthese gerne nutzt: die Arbeit mit dem Inneren Kind. Das Innere Kind ist ein leicht eingängiges Bild dafür, dass das Kind, das wir waren, noch immer in uns lebt. In diesem Bild können wir uns vorstellen, dass es bis heute darauf wartet, von uns wiederentdeckt, aus dem Keller geholt und in unsere Persönlichkeit integriert zu werden.

Die Spaltung zwischen Kindheits-Ich und Erwachsenen-Ich scheint uralt zu sein, schon Jesus predigt ihre Überwindung und sagt in den Evangelien "Lasset die Kindlein zu mir kommen, und wehret ihnen nicht...". Da Jesus in Gleichnissen spricht, können wir wohl davon ausgehen, dass nicht nur die äußeren, sondern vor allem auch die Inneren Kinder gemeint sind. Auch damals wurde anscheinend das Kindliche abgewehrt. Diese Entfremdung vom Selbst, dieser innere Bruch zeigt an, dass die eigene Kindheits-

Vergangenheit Erfahrungen beinhaltet hat, die so schmerzhaft waren, dass sie durch einen doppelten Mechanismus kompensiert werden sollen: die Abwertung des Kindes, der Kinder und die gleichzeitige Idealisierung der Kindheit! Mit dem Kind wird eine Vergangenheit verbunden, die nicht mehr ins Bewusstsein gelangen soll. Wir wollen es nicht mehr wirklich wissen!

Wir verbinden mit der Kindheit einerseits die Erfahrung von Schwäche, die Erfahrung von Ohnmacht und Hilflosigkeit, von Verlassenheit und Schutzlosigkeit, von Ausgeliefertsein und Gedemütigtwerden, von Beschämung und Bestrafung. Diese schmerzvollen Erfahrungen wollen wir aus unserem Bewusstsein verbannen und so werten wir das Kindliche gerne ab. "Alles Kinderei!", sagen wir zum Beispiel, oder "Sei nicht so kindisch!" Andererseits verbinden wir die Kindheit aber auch mit dem Freisein von Pflichten und dem Ledigsein von Verantwortung, mit dem Spielendürfen statt Arbeitenmüssen, mit Kreativität statt Vernünftigsein, mit Zeithaben statt Hetze, mit versorgt werden statt Sorge tragen müssen. Dies bereitet den Nährboden für alle möglichen Formen der Idealisierung und der Verniedlichung, der Verkitschung und der Verharmlosung. Der doppelte Mechanismus von Idealisierung und Abwertung hält uns gefangen in einer unbewältigten Vergangenheit, die das Kind für uns verkörpert.

Auf diese Weise geben wir dem Kind eine rückwärts gerichtete Bedeutung. Dabei wäre ja – und ist auch – eine ganz andere Betrachtungsweise möglich: Wenn wir eine Änderung unserer Blickrichtung vornehmen, können wir erkennen, dass das Kind doch eigentlich das Wachsende, Werdende ist, das das zukünftige Leben in sich trägt. Das Kind verkörpert hier und jetzt in der Gegenwart die lebendige Zukunft, in die es hineinwachsen wird. Die Zukunft, die einmal sein wird, jene Zeit, die über uns hinausreicht, die jetzt noch nicht ist, die aber in der Gestalt des Kindes bereits ganz gegenwärtig vor unseren Augen ist als die hier und jetzt anwesende Kraft des Vitalen, des Wachsenden, des sich entwickelnden Lebens. Im Bild des Göttlichen Kindes drückt sich diese Zukunftskraft aus, von ihr sprechen die unterschiedlichen spirituellen Traditionen. Sie sprechen davon, dass die Spaltung überwunden werden muss, wenn wir zu größerer Ganzheit des Seins finden wollen: "Kehre zum Anfang zurück – Werde wieder ein Kind", heißt es im Daoismus. Im Buddhismus spricht man vom Anfängergeist und im Christentum heißt es: "Wenn ihr nicht werdet wie die Kinder...".

Je stärker wir die Spaltung in uns ausgebildet haben zwischen der angepassten Erwachsenenpersönlichkeit und dem abgewerteten, in den Keller des Unbewussten verbannten Kind, desto durchgängiger sind uns auch die positiven Qualitäten des Kindes abhanden gekommen Das sind Qualitäten wie Neugier und Offenheit, Kreativität und Frische, Verletzlichkeit und Gefühlsintensität, Vertrauen und Lebensfreude. Denken Sie nur an Alice! Um die Spaltung zu überwinden, gilt es, auf einem schmalen Grad zu balancieren, und es ist hilfreich, sich klar darüber zu sein, dass es zu diesem unserem Balanceakt dazugehört, dass wir immer wieder rechts und links herunterfallen werden, dass es gilt, sich davon nicht entmutigen zu lassen. Es wird uns immer wieder einmal passieren, dass wir einerseits in Abwertung fallen und andererseits in Idealisierung.

Wenn wir uns das klarmachen, können wir den unbewussten, endlos wiederholten Mechanismus erlösen und verwandeln: Wir können ihn verstehen lernen als einen Tanz um die innere Mitte. Dann kann immer stabiler ein Zentrum entstehen durch das Hin und Her der Bewegung. Indem wir die Mitte umkreisen, heben wir sie ins Bewusstsein, sie tritt mehr und mehr vor unsere Augen, sie kann sich ausbilden, festigen und in uns verankern.

Der Zauber des Anfangs

Und jedem Anfang wohnt ein Zauber inne,
der uns beschützt und der uns hilft, zu leben.
Hermann Hesse

Kennen Sie das? Sie sind unterwegs, vielleicht in einem Bus, oder Sie sitzen im Café oder auf einer Parkbank, und ganz in Ihrer Nähe sitzt eine Mutter oder ein Vater mit einem kleinen Baby. Und irgendwann beginnt dieser magische Moment: Sie lassen sich von den Kinderaugen einfangen. Mir jedenfalls geschieht das immer wieder. Ich schaue so ein winziges Wesen an und mein Blick taucht in den seinen ein und alles um uns her versinkt und wir beginnen ein Gespräch. Das Gespräch entwickelt sich in unserem Minenspiel und es geschieht eigentlich mehr als dass ich es bewusst tue. Ich kann nicht sagen, wer von uns beiden damit anfängt und wer folgt. Am Anfang geht vielleicht ein wenig mehr an bewusster Aktivität von mir aus, aber dann wird allmählich eine gemeinsame Bewegung daraus. Indem ich das Baby anschaue, in seine Augen eintauche, wird mein Gesicht, werden meine Augen zu einem Spiegel für seine, aber auch ich finde mich in seinen Augen wieder, in seinem Minenspiel und erlebe mich beantwortet und so geht das hin und her und im Gesicht des Kindes beginnt allmählich ein Strahlen aufzuscheinen, ein inneres Glühen, das auch in meinem Gesicht wiederscheint und die Babyaugen glänzen und lachen und bezeugen das Glück seines Selbstseins und die Freude des Beantwortetseins. Auch in mir strahlt dann etwas ganz Besonderes auf, etwas Unbenennbares, Kostbares, die Zeit scheint stehenzubleiben in diesem Moment der Begegnung. Ich habe etwas wiedergefunden, das mir abhanden gekommen war und das doch, so wird mir jetzt klar, irgendwo in mir noch weiterlebt: Der Anfang scheint unauslöschlich in unserem Innern verankert zu sein. Der Anfang – oder sollten wir besser sagen: der Ursprung?

Es gibt viele wunderbare Geschichten von Kindern, die voller Lebendigkeit und Spontaneität, voller Mut und Weisheit sind. Ob das der Kleine Prinz ist, der von einem fernen Planeten auf die Erde kommt, oder Momo, die gegen die grauen, zeitstehlenden Männer bestehen muss, ob es sich um Bastian handelt, der in der Unendlichen Geschichte Phantásien vor dem Untergang rettet, oder um unsere Alice, die im Wunderland die sonderbarsten Begebenheiten mit den Gesetzen von Raum und Zeit erlebt, alle diese Kinder zünden ein Licht in uns an. Wie machen sie das?

Der Kleine Prinz erkundet unsere Welt voller Staunen und Anteilnahme und so kann er in ihre Geheimnisse vordringen. Momo kann so gut zuhören, dass die Menschen dabei zu sich finden und das Beste in ihnen wach wird. Der ängstliche, etwas dickliche Bastian gewinnt durch seine Abenteuer in Phantásien so viel Mut und Kraft, dass er schließlich die Welten miteinander verbinden kann: die innere Welt der Seele mit der Welt der äußeren Wirklichkeit. Alice besitzt Unerschrockenheit und wachen Blick, Unverblümtheit und Abenteuerlust, Direktheit und Spontaneität, und diese Eigenschaften leiten sie sicher durch alle Gefahren hindurch, denen sie begegnet.

Etwas haben alle diese Kinder gemeinsam: Sie sagen, was sie sehen; sie sprechen aus, was sie wirklich meinen; sie erkennen, was anderen verborgen bleibt. Mit einem Wort, sie tun das, was das Sprichwort längst weiß: Kinder und Narren sagen die Wahrheit. Das ist die zutiefst heilsame Qualität, die in ihnen steckt und das ist die Heilungsqualität, die unsere Inneren – und auch die äußeren – Kinder so nötig brauchen!

Es kommen oft Menschen zu mir, die in Selbsterfahrungs-Seminaren, in Frauen- oder Männergruppen, durch Anregung über Bücher oder in einer Psychotherapie Erfahrung mit ihrem Inneren Kind gemacht haben. Die Methode ist sehr verbreitet. Erst kürzlich fragte ich Heinz, der mir im Erstgespräch von seinen schwierigen Kindheitserfahrungen berichtet hatte, wie er heute in Kontakt mit dem Kind von damals sei, und er antwortete: “Gut!” Er berichtete freudig, wie er mit seinem kleinen Jungen Eis essen gehe, mit ihm spiele und wie er ihn oft in den Arm nehme und mit ihm schmuse. Dies tat ihm sichtlich gut, denn er hatte lange mit einer Kindheit leben müssen, in der es sehr Bedrückendes gab, und die guten Gefühle, die er nun mit dem Kind in sich verbinden konnte, hatten etwas Entlastendes. Hier droht nun eine andere Gefahr: Die Gefahr, dass wir, ohne es zu bemerken, vom schmalen Grad der Spaltüberwindung unversehens auf die Seite der Verniedlichung abrutschen könnten. Denn die Kinder in uns brauchen ja auch noch ganz anderes.

Ist Ihnen aufgefallen, dass der Kleine Prinz niemals Eis essen geht? Er isst überhaupt nichts und trinkt nur ein einziges Mal und das ist dann ein ganz besonderer Trunk. Als er gefragt wird, ob er also doch Durst habe, antwortet er geheimnisvoll: “Wasser kann auch gut sein für das Herz...” Momo hingegen bekommt die wundervollste Schokolade mit köstlichen Honigsemmeln bei Meister Hora aufgetischt. Meister Hora lässt sie in Ruhe schmausen, weil er “verstand, dass es der Hunger vieler Jahre war, den sein Gast stillen musste”. Aber dann ist Momo satt und die beiden wenden sich dem eigentlichen Thema zu. Auch Bastians Hunger wird gestillt, er wird in den Arm genommen und in den Schlaf gewiegt, aber da ist das dicke Buch der Unendlichen Geschichte schon weit fortgeschritten und vielfältige, aufregende und gefährliche Abenteuer sind bereits bestanden worden. Keines dieser Kinder begnügt sich mit Eis, Schmusen und Schokolade, auch wenn diese ihren passenden Anteil am Geschehen haben. Nein, diese Kinder sind so überzeugend, sie berühren unsere Herzen so tief und senken sich deshalb so unauslöschlich in unsere Seelen ein, weil sie uns die Wahrheit darüber lehren, was Kinder wirklich brauchen! Weil sie uns zeigen, was es ist, das wir eigentlich vermissen, was es ist, nach dem wir uns wahrhaftig sehnen.

Aber gleichzeitig sind wir auch alle mehr oder weniger verführbar durch die falschen Sehnsuchtsbilder, die Zerrbilder, die sich als Abwehr gegen die tiefsitzenden Verletzungen unserer

Kinderseelen in uns eingenistet haben: Bilder von glatter Harmonie und müheloser Konfliktfreiheit, Bilder von heiler Unschuld und rührender Nettigkeit, Bilder einer Liebe, die sich in Eis, Schokolade und Schmusen erschöpft, anstatt zu fragen, was diese Kinderseele wirklich braucht. Und diese Verführbarkeit, die in uns allen steckt, hat einen Grund: Wenn wir nach dem wirklichen Bedürfnis fragen, stoßen wir unausweichlich auf den Schmerz des Kindes, der ja oft noch ungemildert in uns sitzt. Und so trösten wir uns immer wieder gern mit Eis und freundlichen Worten, mit Spielen und mit Umarmungen, die eine sanfte Decke über die Einsamkeit legen, die weiterhin darunter verborgen bleibt; eine Decke über all die schwarzen Löcher der Seele: das Nicht-gesehen-worden-sein, die enteignete Lebensfreude, die entbehrte Gewissheit des Willkommenseins, die verlorenen Gefühlswelten, das entschwundene Vertrauen, die dunkle, leere Stelle dort, wo wir das Geborgensein in uns selbst und das Zuhausesein im Leben so brennend vermissen. Wir fallen immer wieder einmal der Verführung anheim, eine sanfte Decke der Verleugnung über unser verletztes, über unser verlorengegangenes Selbst zu breiten.

In einem Psychosynthese-Einführungskurs begegnete ich zum ersten Mal in einer Imagination meinem Inneren Kind. Es stand verschlossen und abweisend vor mir, schaute feindselig in die Welt und erschien in keiner Weise liebenswert. Es steckte voller Trotz und Wut und es hätte sich bestimmt nicht in den Arm nehmen lassen, wenn ich das zu diesem Zeitpunkt versucht hätte. Wir sollten es aber durchaus nicht in den Arm nehmen, sondern ihm stattdessen eine Frage stellen: "Was brauchst du wirklich?" So konnte das Kind selbst antworten und die Antwort lautete: "Ich brauche deine Achtung." Ich habe dann im Laufe der Zeit verstanden, dass dies zweierlei bedeutet: Das Kind in mir brauchte einerseits Beachtung, ich durfte es nicht länger übergehen, es ging darum, zu lernen, meine inneren Bedürfnisse wahrzunehmen, es ging darum, den lang geübten Umkreis von Selbst-Verleugnung und glattem Funktionieren aufzubrechen. Zum zweiten bedeutete es aber auch, dass ich dieses Kind in mir als ein eigenständiges Wesen achte, es respektieren lerne als es selbst, als ein Individuum mit eigenen Bedürfnissen, mit eigenen Qualitäten, mit seinem ganz besonderen Sein und mit seinem persönlichen Willen; dass ich es respektiere als das, was es ist, anstatt es nach meinen Wünschen formen zu wollen; dass ich es wirklich ernst nehme und nicht mehr beschwichtige oder verleugne.

In der Welt meiner Kindheit haben Kinder nicht viel gezählt. Es war die Nachkriegszeit in einer Stadt, die in den letzten Kriegstagen fast vollkommen niedergebombt worden war. Meine Eltern waren, wie die meisten anderen Menschen auch, mit dem Neuaufbau ihrer zerstörten Welt so ausgefüllt, dass Kinder dabei vielleicht nicht direkt störten, aber doch mit ihren eigenwilligen Bedürfnissen den reibungslosen Ablauf der Erwachsenengeschäfte oft empfindlich behinderten.

Und so stand dieses Kind in meinem inneren Bild auf eine Weise vor mir, die ich heute als ein typisches Kindheitsschicksal jener Zeit erkennen kann: Es schien sehr verloren zu sein, fast wie ein ausgesetztes Kind, es hatte etwas Struppiges, Abweisendes. Ich begriff, dass sein vernachlässigtes Äußeres auf seinen inneren Zustand hinwies, und es sagte mir sehr aufrichtig, es sei nun wirklich höchste Zeit, dass ich mich ihm endlich zugewendet hätte. Es sagte mir auch, dass meine Zuwendung fast schon zu spät sei, und dass die Wut über das Verlassensein und die Nicht-Beachtung nun überhaupt erst so richtig in ihm aufsteige. Das Mädchen, sie schien so etwa 5 Jahre alt zu sein, sagte mir, sie brauche noch Zeit, um aus ihrer Abwehr herauszukommen, wir bräuchten beide Zeit und wir müssten beide lernen. Als ich dann dazugelernt hatte und dem Kind mit größerem Respekt gegenübertreten konnte, erkannte ich noch etwas anderes: Ich konnte sehen, dass dieses Kind im Grunde seines Wesens ein großes Selbstbewusstsein und eine beachtliche Kraft der Autonomie in sich trug. Als ich das erkannte, wurde das Kind in meinem inneren Bild offener, leichter und gewann an Unbeschwertheit. Und es wurde älter.

Kinder brauchen Liebe. Das wissen wir. Aber was bedeutet das? Was ist es genau, das Kinder benötigen, damit sie wachsen und das in sich entfalten können, was in ihnen angelegt ist? Was brauchen sie wirklich, damit der Zauber des Anfangs nicht so hoffnungslos verloren gehen muss?

"Man kann sagen, dass wir uns im Spiegel der Augen unserer Mutter erkennen lernen", sagt der Psychoanalytiker Arno Gruen (1986, S. 18), und er zitiert Friedrich Hebbel: "So dir im Auge wunderbar sah ich mich selbst entstehen." Die Augen gelten von jeher als Spiegel der Seele. In dem Maße wie sich ein Kind in den Augen der Mutter erkennt, kann es ein eigenes Selbst aufbauen. Dieses Spiegeln der Mutter ist die Brücke, die dem Baby ein Bewusstsein von sich selbst aufzubauen hilft. Ohne diese empathischen, zugewandten, anwesenden Augen der Mutter wird die suchende Seele im Unbewussten allein gelassen. Wenn sich das Baby aber in den Augen der Mutter finden kann, erlebt es sich als Seelenwesen erkannt und begrüßt, und es fühlt sich bejaht in seinem Dasein auf der Welt. Die französische Psychoanalytikerin Francoise Dolto sagt, dass das Begehren, durch Blick und Gehör mit den anderen zu kommunizieren, noch essenzieller ist als der Nahrungstrieb. Aus der Säuglingsforschung wissen wir, dass nicht erst das Baby, sondern sogar schon der Fötus im Mutterleib ein Beziehungswesen ist, ein Wesen, das ein Gegenüber sucht, Dialog aufnimmt und Antwort braucht. Zum Beispiel hört der Fötus im Bauch bereits die Stimme der Mutter und kann sie nach der Geburt erkennen! Andere Forschungen berichten davon, dass Neugeborene, die gleich auf den Bauch der Mutter gelegt werden, ohne den berühmten Klaps zu bekommen und ohne zuerst gebadet zu werden, sich aus eigener Kraft hochstemmen und die Augen der Mutter suchen! Wird diese erste Kontaktaufnahme nicht ermöglicht, sondern das Baby gleich von der Mutter weggenommen und gewaschen, dann ist es später für Mutter und Kind viel schwerer, diese Beziehungsqualität zu finden und aufzubauen. Die Kraft, sich hochzustemmen und ebenso die Fähigkeit, gerichtet zu schauen, sind nur in diesem Augenblick vorhanden und gehen dem Baby danach für einige Zeit wieder verloren. Dies kann uns eine Ahnung davon vermitteln, wie tief die Sehnsucht der Seele nach Begegnung ist.

Dieses ganz grundlegende Bedürfnis des Kindes – und jedes Menschen überhaupt! – nach Seelenbegegnung wird aber, so scheint es, in unserer heutigen Welt immer mehr vernachlässigt, es wird übersehen. Wir haben die Seele aus den Augen verloren.

Thomas Yeomans, ein spirituell orientierter Psychotherapeut schreibt über diesen fehlenden Seelenkontakt. Er spricht von der "Seelenwunde", wenn er beschreibt, was er immer häufiger bei seinen Klienten vorfindet: "Es fehlte das Willkommengeheißen-Werden der Seele auf der Erde durch die Umgebung, die Familie, die Kultur, in die dieser Mensch hineingeboren worden war und in der er aufwuchs... Das Kind wurde lediglich als eine sich entwickelnde Persönlichkeit betrachtet und dementsprechend behandelt, wobei das Spektrum von schwerer Misshandlung bis zum Vorhandensein aller Vorteile reichen konnte, nur dass eben die neue und einzige spirituelle Gabe, die mit diesem Kind in die Welt kam, nicht erkannt wurde." (Yeomans S. 30) Das bedeutet, dass die Verletzungen der Kinderseelen sehr tief reichen, die "Seelenwunde" reicht bis tief in den innersten Kern des Menschseins.

In seiner Schrift "Zur Psychologie des Kindarchetypus" schrieb Carl Gustav Jung, dass die Verlassenheit eine notwendige Bedingung dafür sei, dass das Kind zur Selbständigkeit hinwachsen kann. Gerade die Verlassenheit hilft dem Kind dabei, so meinte er, dass es sich aus dem ursprünglichen Verwobensein mit Mutter und Vater loslösen kann. Von dieser Verlassenheit sprechen viele Mythen und Märchen und von ihr sprechen auch unsere Kindergeschichten. Der Kleine Prinz und Momo, Alice und Bastian, sie alle sind verlassene Kinder. Das ist die Ausgangssituation, an der sie leiden, mit der sie losziehen und an der sie wachsen. Alice hat es noch am leichtesten: Ihr ist nur langweilig, sie ist auf sich allein zurückgeworfen, während ihre ältere Schwester sich in ihr Buch vertieft. So folgt sie dem weißen Kaninchen und von da an wird alles immer "merkwünderlicher", um in Alicens Worten zu reden. Der Kleine Prinz scheint überhaupt keine Eltern zu haben, er lebt ganz allein für sich auf seinem winzigen Planeten mit einer Rose und drei Vulkanen. Als Momo nach ihren Eltern gefragt wird, schaut sie die Leute nur ratlos an und hebt ein wenig die Schultern. Momo wohnt allein draußen vor der Stadt in der Ruine des alten Amphitheaters und will da auch bleiben. Sie hat eine Heidenangst davor, ins Kinderheim gebracht zu werden; einmal war sie schon dort! Bastians Mutter ist gestorben und sein Vater so mit sich selbst, seinem Kummer und seiner Arbeit beschäftigt, dass Bastian glaubt, der Vater würde es gar nicht bemerken, als er sich auf dem Speicher des Schulgebäudes mit seinem geklauten Buch versteckt anstatt nach Hause zu gehen. Bastian findet diesen Gedanken sogar recht tröstlich und so vertieft er sich in die Unendliche Geschichte und das große Abenteuer in Phantásien kann beginnen... Alle diese Kinder können das Verlassensein nutzen als Sprungbrett zum Aufbruch. Die Reise führt sie in unbekannte, neue Welten, in Gefahren und Herausforderungen, sie erproben auf sich allein gestellt ihre eigenen Kräfte und entdecken sich selbst ganz neu.

Diese Verlassenheit ist, wie gesagt, notwendige Wachstumsbedingung. Sie hat damit zu tun, dass sich das Ich seiner selbst bewusst wird; dass das Ich seine Individualität erkennt und weiß, dass es für sich und auf sich selbst gestellt ist. Die Erkenntnis dieser Bedingung menschlichen Seins und deren emotionale Verarbeitung ist immer ein Schockerleben, das sich durch Verlassenheitsgefühle durchbeißen muss, um sich dieser Tatsache zu stellen und eine persönliche Haltung dazu zu finden. Es wird in christlicher Tradition als das Hinausgeworfenwerden aus dem Paradies beschrieben, als ein Hineingeworfensein in ein Leben der Ungeborgenheit, in eine Welt der Ungewissheiten, in ein Sein voller eigenartiger, unergründlicher und oft auch bedrohlicher Geheimnisse.

Um diese Verlassenheit konstruktiv nutzen zu können, um sie in Selbständigkeit, in Autonomie und Selbstverwirklichung zu wandeln, braucht es einen sicheren Untergrund. Es braucht dazu ein bereits bestehendes Selbst! Wie ein solches stabiles, in sich geschlossenes Selbst aussieht, können wir im Kleinen Prinzen ebenso nachlesen wie bei Momo, Bastian und Alice.

Aber was ist, wenn die Verlassenheit viel tiefer gegründet ist? Was geschieht, wenn ein Selbst gar nicht erst recht entwickelt werden kann? Wenn der alte, seit Jahrtausenden bekannte Kummer des Kindes, seine Klage und sein Schmerz sich zu einer Qual und Verzweiflung ausgewachsen haben, die darauf beruht, sich in dieser Welt von allem Anfang an nicht willkommen geheißen zu wissen? Was ist, wenn die Seelenwunde genau an dem Ort zu finden ist, den eigentlich ein Selbst, ein sicheres Empfinden von eigenem Sein und persönlicher Identität innehaben sollte? Was ist, wenn der Zauber des Anfangs gründlich und endgültig verloren gegangen scheint?

Die Kraft des gesunden Kindes: "Werde, der du bist"

Am Ende dachte ich,
dass unter all den Sehnsüchtigen,
die das menschliche Herz bedrängen,
für mich am grössten
das immerwährende Verlangen ist,
das, was noch so ganz jung ist
in uns allen
mit dem zu versöhnen,
was schon ach so alt ist.
Laurenz van der Post

Und trotzdem! Oder vielleicht sogar gerade dann: "Das Kind" ist ein Symbol für Ganzheit, für eine werdende, wachsende Ganzheit. Wenn wir das Bild des Kindes in uns aufrufen, wird die Kraft, die in ihm steckt, aus der Verlassenheit gehoben, es rührt an einen Ort in uns, der um diese Ganzheit weiß, um Unversehrtheit und um unzerstörbare Wachstumskraft. Das "Werde, der du bist" spricht von dieser Wachstumskraft, von dem, was das Bild des Kindes in sich birgt: dass nämlich die ganze Entwicklungsmöglichkeit im Kind bereits angelegt ist, dass in seinem Innern seine mögliche Gestalt verborgen anwesend und seine Wege der Zukunft bereits vorhanden sind, so wie im Fliegerchen des Löwenzahnes die spätere Pflanze und in der Eichel der ganze große, zukünftige Baum schon da ist, die daraus wachsen werden je nach ihren Lebensbedingungen. "Das 'Wunder', durch das sich aus der Eichel die Eiche entwickelt oder aus dem Kind der erwachsene Mensch, ist uns so sehr zur Gewohnheit geworden, dass wir schon längst nicht mehr darüber staunen. Wo ist in Wirklichkeit der Baum im Samen? Wo ist die Eiche in der Eichel?", fragt Assagioli. Und er sagt weiter: "Man kommt nicht um die Schlussfolgerung herum, dass da eine vorweg existierende Realität ist, eine immanente Intelligenz, die die verschiedenen Phasen der Entwicklung steuert, vom Samen zum Baum, von der Zelle oder von den Keimzellen zum fertigen Organismus." (1992, S. 106) Das Kind trägt wie die Eichel seine zukünftigen Möglichkeiten in sich, sie sind bereits in ihm angelegt und warten darauf, dass wir sie finden, erkennen und verwirklichen.

Der Löwenzahn und die Eiche werden von subtilen und komplexen biologischen Prozessen gelenkt. Auch das Körperwachstum des Menschen ist biologisch gesteuert. Beim Wachstum des inneren Menschen aber, seinen seelischen und psychischen Prozessen, kommt noch etwas hinzu, was die Eiche nicht hat. Wir Menschen haben Willen. Wir können unser psychisches Wachstum beeinflussen. Die Kindheitsverletzungen sind immer auch Verletzungen des im Kind wachsenden Willens. Die "Seelenwunde" können wir als eine Verwundung des allerinnersten Willenskerns verstehen, als Verwundung des ursprünglichen Lebenswillens, des tiefen Jasagens zum Leben. Weil dieser Mensch nicht in seiner Seelenqualität erkannt, wahrgenommen und begrüßt wurde, kann die Seele nicht wirklich ins Leben kommen, sie bleibt "zwischen den Welten" hängen. Es ist als wäre ihr der Lebensboden vertrocknet, als könne sie das Wasser des Lebens nicht finden, das sie bräuchte, um sich mit dem Erdenleben zu verbinden, da zu sein und ihr eigentliches Wesen zum Ausdruck zu bringen.

Gleichwohl ist das Wasser des Lebens immer noch vorhanden. Die Quelle, aus der es entspringt, liegt am Ursprung und kann dort wiedergefunden werden. Wie kann der belebende, lebensspendende Fluss zugänglich werden, so dass neue Fruchtbarkeit daraus hervorgehen kann? Wie kann der Zauber des Anfangs wiedergefunden und als Kraft für das Leben genutzt werden?

Unsere Geschichten vom Kleinen Prinzen, von Alice und Bastian und Momo erzählen darüber, dass es ein Weg voller Abenteuer und Gefahren ist, ein Weg, der Mut und Entschlusskraft, starke Motivation und den Beistand hilfreicher Kräfte braucht. Zuallererst jedoch braucht es einen inneren Ruck, einen Willensakt. Wir Menschen müssen – oder können? – uns mit freiem Willen dazu entschließen, es zu tun. Wir müssen und können uns heute und hier in unserem erwachsenen Leben dazu entschließen, uns unserer Seelenwunde zuzuwenden, wir können uns dazu entscheiden, uns aufzumachen, das Wasser des Lebens zu suchen.

Kehre zum Anfang zurück – heißt es im Tao Te Ching, dem chinesischen Weisheitsbuch. Wenn wir zum Anfang zurückkehren, sehen wir das neugeborene Baby, das sich hochstemmt, um den Augen der Mutter zu begegnen. Was geschieht denn da? Wenn wir an unser "Gespräch" mit den Babys denken, dann können wir erkennen, dass der Zauber in einer direkten und ungeschützten, in einer unverteidigten und rückhaltlosen Begegnung liegt, eine Art der Begegnung, des Gegenüberseins, die wir als Erwachsene nicht mehr besitzen. Zu viele Vorurteile, Ängste, Ärgernisse und Enttäuschungen, die dazwischen geschoben sind! Aber genau solche wahrhaftige Begegnung sucht und braucht die Seele, das ist die Nahrung, ohne die sie nicht existieren kann. Und das ist auch die Nahrung, die sie zu neuem Leben erweckt. In jedem Moment, in dem man eintaucht in dieses Gegenübersein, in diese unverstellte Begegnung, ist der Zauber des Anfangs erneut gegenwärtig.

Hier können Sie eine eigene innere Erfahrung damit machen:

> Machen Sie es sich an einem Platz bequem, an dem Sie sich wohlfühlen. Nehmen Sie sich einen Moment Zeit, sich in Ihrem Stuhl wirklich niederzulassen, spüren Sie den Boden unter den Füßen und den Stuhl unter Ihrem Gesäß, die Lehne in Ihrem Rücken... Nehmen Sie wahr, wie Ihr Atem fließt und folgen Sie ihm mit Ihrer Aufmerksamkeit einige Atemzüge lang.
>
> Wenn Sie bereit dazu sind, können Sie sich vorstellen, dass jetzt vor der Tür des Raumes, in dem Sie sitzen, Ihr Inneres Kind steht und darauf wartet, dass Sie es zu sich hereinholen. Sind Sie bereit dazu, das zu tun? Dann tun Sie es. Bitten Sie Ihr Kind zu sich, sie können ihm einen Stuhl bei sich anbieten, vielleicht will es auch lieber stehen; seien Sie achtsam, wie sich das Kind in Ihrem inneren Bild wirklich äußert.
>
> Nehmen Sie sich Zeit, das Kind anzuschauen. Wie alt ist es? Wie ist es gekleidet? Wie ist seine Körperhaltung? Sein Gesichtsausdruck? Sind Sie bereit, ihm in die Augen zu schauen? Was sehen Sie, wenn Sie dem Kind in die Augen schauen? Welche Gefühle löst das in Ihnen aus? Wie reagiert Ihr Körper darauf? Was kommt Ihnen in den Sinn?
>
> Wenn Sie bereit dazu sind, dann können Sie das Kind fragen: "Was willst du?" Öffnen Sie sich so gut es geht für die Antwort des Kindes, die auf vielerlei Weise zu Ihnen kommen kann. Vielleicht spricht das Kind. Vielleicht spüren Sie, was es will, oder Sie wissen es ganz einfach oder ein Bild zeigt es Ihnen

oder ein Gedanke sagt es Ihnen. Manchmal kommt nicht gleich eine Antwort, sondern es braucht Zeit und Geduld. Wie immer es sein mag: Nehmen Sie die Anwort zu sich, Sie brauchen nicht sofort darauf zu reagieren, das Wichtigste ist, dass Sie bereit sind zu hören und aufzunehmen.

Dann können Sie noch eine Schicht tiefer gehen. Sie fragen das Kind: "Was brauchst du wirklich?" Wenn Sie sich dem Kind wieder ganz offen zuwenden, dann kann es sein, dass die Antwort dieselbe ist. Sie kann aber auch erstaunlich anders ausfallen.

Die Übung ist einfach. Es gibt jedoch einige wichtige Dinge dabei zu beachten. Wenn Sie mit den beiden Fragen experimentieren, werden Sie feststellen, dass sie verschiedene Schichten in Ihnen ansprechen. Die Frage "Was willst du?" führt eher in die Persönlichkeits-Schicht, in jene Schicht, die gelernt hat, sich mit den Dingen des Lebens abzufinden und sich mit Eis und Umarmungen, mit Lob und freundlicher Zuwendung zufrieden zu geben. Diese Bedürfnisse brauchen natürlich auch Beachtung, sie gehören zum Leben dazu, aber sie sind nicht alles. Wenn man bei ihnen stehenbleibt, werden die tieferen Seelenbedürfnisse weiterhin verlassen und ignoriert und bleiben unbeantwortet.

Deshalb ist die zweite Frage so wichtig: "Was brauchst du wirklich?" Mit dieser Frage können tiefere Seelenbereiche angesprochen werden, und die Antworten, die dann erfolgen, sind oft von erstaunlich anderer Qualität. Dabei geht es zum Beispiel um Respekt und um Seindürfen, um Mut oder um Wahrhaftigkeit, um Liebe und um Geduld, um Gesehen-Werden oder um Zuverlässigkeit. Es geht um die Seelenqualitäten, die die kleinen und die großen Menschen brauchen.

Wenn sie verstanden haben, was das Kind will und was es braucht, dann kommt ein sehr wesentlicher Schritt. Fragen Sie sich selbst: "Bin ich bereit, meinem Inneren Kind zu geben, was es will und was es braucht?" Stellen Sie sich diese Frage ganz ehrlich. Sind Sie bereit? Wenn ja, dann sagen Sie das dem Kind. Wenn nein, dann sagen Sie auch das dem Kind. Sagen Sie ganz offen und ehrlich, wozu Sie bereit sind und wozu nicht und nehmen Sie die Reaktion des Kindes darauf wahr. Wie sieht es jetzt aus? Was sagt es? Wie ist sein Ausdruck, wie wirkt es nun auf Sie?

Bei dieser Übung werden Sie sich vielleicht über sich selbst wundern. Es ist gut möglich, dass Sie ganz tief im Innern eine Abwehr dagegen haben, dem Kind zu geben, was es will und was es braucht. Übergehen Sie diese Abwehr nicht. Auch das ist nämlich ein ganz wichtiger Anteil Ihrer Person, der nicht ignoriert werden darf, wenn Sie sich auf den Weg machen wollen, ihre Persönlichkeit zu integrieren und zu größerer Ganzheit zu finden.

Gertrud, die zu einer Sitzung zu mir kam, weil sie "nicht mehr konnte", "nur noch unzufrieden" war und wegen "jeder Kleinigkeit ausrasten könnte", fand ein gesichtsloses Kind in sich vor, das sich im inneren Bild ständig aufzulösen drohte. Es wollte zunächst gar nichts von ihr wissen, reagierte dann aber auf die Frage "Was willst du?" mit der flehendlichen Bitte, dass Gertrud es mit sich nach Hause nehmen und für es sorgen solle. Gertrud, die sich gerade mit ihren beiden Kindern sowieso am Rande ihrer Belastbarkeit erlebte, war entsetzt. Sie konnte die Not des Kindes nur als erdrückende Forderung begreifen, die ihr in ihrem inneren Bild immer massiver entgegen kam. Gertrud hatte in ihrer Kindheit schon sehr früh Verantwortung übernehmen und ihre Geschwister aufziehen müssen und lebt heute ein Leben voller Pflichten und Selbstverleugung, in dem wenig Zeit für sie selbst und ihre eigenen Bedürfnisse ist. Sie wollte mit diesem fordernden Inneren Kind nichts zu tun haben und beklagte sich darüber, dass die Inneren Kinder doch spontan und voller Freude seien, so habe man ihr gesagt, und jetzt das!

Gertrud und ich haben in dieser Sitzung viel Verstehensarbeit miteinander geleistet. Sie konnte dann sehen, dass die Wutausbrüche, die sie ihrem Mann gegenüber erlebte, die Notrufe des unter der Pflichterfüllung erstickten Kindes waren, und sie erkannte, dass sie sich den verständlichen und berechtigten kindlichen Forderungen aufrichtig stellen musste: Das bedeutete einerseits, die dringliche Not des Kindes zu verstehen, und andererseits die realistischen Notwendigkeiten ihres Erwachsenenlebens zu berücksichtigen. Sie glaubte nämlich, dass sie dem Kind nun sehr viel Zeit zur Verfügung stellen müsste. Als ich ihr vorschlug, statt der täglichen Stunde, auf die sie sich festlegen wollte, zunächst nur zehn Minuten an einigen Tagen der Woche zuzusagen, brach zum ersten Mal in unserer Sitzung ein Lachen aus ihr hervor, und man konnte sehen, wie erleichtert sie war!

Weil wir so vielerlei Mangelerfahren in uns tragen, kommen wir leicht auf die Idee, dass es in der Begegnung mit dem Inneren Kind darum gehe, ihm alles zu geben, was es will. Auf diese Weise drehen wir aber nur die alte Machtstruktur um. Das Kind war übermächtigen Erwachsenen ausgeliefert, die seine Individualität nicht respektieren konnten. Es wurde in Ohnmacht und Hilflosigkeit gestoßen und darin allein gelassen. Wenn wir nun versuchen, dem Kind alles zu geben, was es will, würden wir uns stattdessen ihm ausliefern, seinem Zorn und seiner Enttäuschung. Wir würden uns ohnmächtig den Wünschen des Kindes ausliefern im Glauben, dass dies die Löcher der Seele stopfen könnte.

Damit enthalten wir uns – und dem Kind in uns – wiederum das vor, was wir eigentlich brauchen: Wir entziehen uns dem echten Dialog, wir weichen dem respektvollen Gegenübersein von Angesicht zu Angesicht aus. Wir vermeiden von Neuem den tiefen Augenkontakt und die eigentliche Seelenbegegnung.

Erinnern wir uns an Francoise Dolto: Sie sagte, dass die Sehnsucht nach Kommunikation noch grundlegender sei als das Bedürfnis nach Nahrung. Damit hat sie zwischen zwei Ebenen unterschieden, die wir auseinanderhalten müssen. Der Nahrungstrieb gehört zu den materiellen Bedürfnissen; diese müssen befriedigt werden, damit der Mensch überleben kann. Das Begehren nach Kommunikation ist dagegen ein Seelenbedürfnis, das nicht befriedigt werden kann, sondern stattdessen beantwortet werden muss, damit die Seele, die innere Lebendigkeit des Menschen leben, wachsen und gedeihen kann.

Es ist im Grunde ja ganz einfach. Die Inneren Kinder brauchen – ganz genauso wie die äußeren Kinder auch – ein wirkliches Gegenüber, sie brauchen Aufrichtigkeit und Wahrhaftigkeit. Also sagen Sie Ihrem Kind ganz ehrlich, wie Ihnen zumute ist. Sagen Sie ihm ruhig: "Ich kann dir das – noch? – nicht geben. Ich habe zu viel Angst, um mutig zu sein." Oder: "Ich kann dir nicht zusagen, immer zuverlässig zu sein." Oder: "Ich kann dir nicht so viel Zeit geben, wie du dir wünschst." Oder: "Deine Wut ängstigt mich, ich kann sie kaum aushalten." Oder was immer die jeweilige Wahrheit ist, so wie Sie sie im Augenblick erleben. Sagen Sie klar und ohne Umschweife, was Sie geben wollen und was nicht. Und wundern Sie sich nicht, falls das Kind dann ganz anders reagiert als Sie das vermutet hätten.

Auf diese Weise sehen wir das Kind nicht mehr nur als hilfloses Opfer. Wir sehen es auch in seiner Kraft. Wir können ihm und uns die heilsame Wahrheit zumuten, wenn wir den ganzen Menschen sehen. Da die Seelenwunde darin besteht, "dass eben die neue und einzige spirituelle Gabe, die mit diesem Kind in die Welt kam, nicht erkannt wurde", wie Thomas Yeomans sagt, ist es nun an uns, die Gabe, die Kraft des Kindes zu erkennen. Dies ist die innere Arbeit, die für uns ansteht, und die niemand anderer für uns tun kann. Eine Zuwendung zu uns selbst, mit der wir uns einen Weg in eine neue Freiheit eröffnen können.

Die Begegnung mit dem Inneren Kind muss sorgsam mit beiden Seiten umgehen: mit den Verletzungen und Verwundungen der Vergangenheit, die gesehen und verstanden werden müssen, damit sie heilen können; und mit den Kräften und Qualitäten, die immer schon da sind, als Anlagen und Möglichkeiten. Dann können sie frei werden, dann können sie wachsen und sich entfalten, so dass das Zukunftsversprechen, das das Kind in sich birgt, in die Wirklichkeit kommen kann.

> Wenn Sie dem Kind gesagt haben, was Sie ihm geben wollen, dann ist der nächste Schritt der, das auch wirklich zu tun. Wenn Sie dem Kind zugesagt haben, dass Sie mutiger sein wollen, dann halten Sie nach Gelegenheiten in Ihrem Leben Ausschau, wo es gilt, mutiger zu sein und wagen Sie es! Wenn Sie dem Kind zugesagt haben, sich immer wieder einmal für es Zeit zu nehmen, dann nehmen Sie sich immer wieder einmal Zeit für sich und Ihre inneren Bedürfnisse. Wenn Sie dem Kind zugesagt haben, ihm besser zuzuhören, dann setzen Sie sich immer wieder einmal still hin und lauschen in sich hinein.

Je mehr wir lernen, das Kind zu respektieren, desto deutlicher gibt es sich uns zu erkennen. Das Kind zeigt uns, was es ist, das in uns wachsen, das in unserem Leben zur Entfaltung kommen will:

Marianne hat in ihren Psychosynthese-Sitzungen über einige Monate immer wieder mit ihrem Inneren Kind gearbeitet. Sie hatte ein sehr verlassenes Kind in sich, das in einer Familie mit großem Reichtum und ebenso großer Gefühlsarmut aufgewachsen war. Ein Kind, das seine Zuflucht in der Natur gesucht hatte und allein über die Wiesen gelaufen war, ein Kind, das sich in die Einsamkeit der Felder flüchtete, um seinem Gefühl des Unverstandenseins, des Nicht-Gewollt-Seins zu entkommen. "Ich bin um mein Leben gelaufen", sagte Marianne zu mir, um die Tiefe ihres Verlorenseins auszudrücken. In unserer imaginativen Arbeit ist Mariannes Kind in verschiedenen Altersstufen erschienen, immer wieder war auch ein ganz kleines Kind dabei, das sie tragen musste. In ihrer letzten Sitzung vor Abschluss unserer gemeinsamen Arbeit sprach Marianne davon, was sich in ihrem Leben zum Guten gewendet hat. Aber es gab da noch einen Punkt, den sie heute ansprechen wollte: "Ich empfinde mich immer noch als viel zu kontrolliert. Ich kann einfach nicht so drauflosleben, wie ich es gerne täte!" Als wir dem tiefer nachgehen, steigt in ihr das Bild fröhlich im Wind treibender Blätter auf: herbstgefärbte Blätter, die sich vom Baum gelöst haben und nun in wirbelndem Tanz über die Wiese stieben, auf- und niedersteigen und sachte fallen, nur um unvermittelt wieder hochzufliegen. Ich kann es förmlich vor mir sehen, so klar und lebendig zeichnet Marianne es mir mit den Bewegungen ihrer Hände nach. Und dann kommt eine Erinnerung: "Als Kind habe ich Nägel gekaut. Und meine Mutter hat geschimpft und immer wieder gesagt: 'Wenn Du Dich dabei schon nicht beherrschen kannst, wird es Dir schlimm ergehen.' Sich beherrschen, sich unter Kontrolle haben, das war das Wichtigste." Sie erzählt von einem Film, den es über sie als kleines Kind gibt. Darin läuft sie als Vierjährige über eine Wiese, blumenpflückend. Sie läuft strahlend auf die Mutter zu und hält ihr den Strauß hin: "Da, riech mal!" Aber die Mutter hat nur eine abwehrende Geste dafür übrig. Das Strahlen verschwindet. In unserer Arbeit mit diesem Erinnerungsbild kann das Kind dann seinen Blick von der Mutter lösen und sich stattdessen der erwachsenen Marianne zuwenden. "Sie ist ganz fröhlich und schaut mich verschmitzt an", sagt Marianne erstaunt. Als sie dem Kind in die Augen schaut erkennt sie: "Das Kind ist uralt. Es weiß alles. Ich brauche ihm gar nichts zu sagen. Es schaut mich an als wolle es sagen: 'Nimm's nicht so ernst... Im Grunde ist alles ganz einfach. Ich weiß, was du sagen willst. Ich wusste es die ganze Zeit. Ich war immer da.' " Marianne sagt mir, das Kind sei jetzt da, in ihr. Sie konnte die Qualität des Kindes in sich fühlen. Die fröhliche, wissende Lebendigkeit.

Einige Wochen danach sagte mir Marianne in einem Telefongespräch, ihr Leben sei eigentlich nicht anders geworden, aber sie sei nun ganz zufrieden mit dem, was sie habe und kaue nicht mehr auf dem herum, was fehlt. Die Begegnung mit diesem Weisheitskind habe sie wieder mit ihrem Lebensfaden verbunden: "Durch dieses Kind konnte ich wieder anknüpfen an etwas

Ursprünglichem", sagte sie, "als ich es vor mir sah, war sofort Kontakt da, ganz unmittelbar, und ich wusste: Das ist das Kind, das hinter dem Inneren Kind verborgen war. Nachdem wir den ganzen Mist abgetragen hatten, alles, was drübergelegt worden war, konnte es endlich rauskommen und sich zeigen: ein Kind, uralt vom Wissen her und doch so jung, so leichtfüssig und unbeschwert! Es strahlt ein Verstehen aus, das hat mit normalem Verständnis nichts mehr zu tun! Das ist das Innerste Kind, etwas gleichmäßig Gleichbleibendes, das Bindeglied zu etwas Ewigem – leicht, einfach und klar. Ich habe gleich gewusst: Das ist es! Ich habe es gekannt."

In der Arbeit mit dem Inneren Kind tauchen nach einiger Zeit nicht selten solche Weisheitskinder auf und verblüffen die Person mit dem, was sie ihr mitzuteilen haben. In den Weisheitskindern tritt der Traum von der Versöhnung des *noch so Jungen* mit dem *ach so Alten* ins Bild. Die Versöhnung der Offenheit und Verletzlichkeit des neuen Lebens mit der Lebenserfahrung des Alters zeigt das Heilwerden der Kindheitswunden an. Die eigentliche, ursprüngliche Wachstumskraft wird wieder freigesetzt: die geheimnisvolle, spirituelle, niemals endende Kraft des Werdens.

Selbst-Entfaltung: Von Dornen und Rosen

Ewig trägt im Mutterschoße
Süße Königin der Flur!
Dich und mich die stille, große
Allbelebende Natur;
Röschen! Unser Schmuck veraltet,
Stürm' entblättern dich und mich,
Doch der ew'ge Keim entfaltet
Bald zu neuer Blüte sich.
Friedrich Hölderlin

Wenn Sie den "Kleinen Prinz" gelesen haben, können Sie sich vielleicht noch daran erinnern, wie er zu seiner Rose kam? Er war wie jeden Tag auf der Suche nach neu aufkeimenden Pflänzchen des Affenbrotbaumes. Denn diese sind fürchterliche Pflanzen, die seinen kleinen Planeten bald überwuchern und sprengen würden, wenn er sie nicht rechtzeitig bekämpfte. An diesem Tag entdeckte er einen unbekannten Sprössling. War dies eine neue Art Affenbrotbaum? Sorgsam überwachte er den Spross. Aber die Pflanze hörte bald auf zu wachsen und bildete eine Knospe aus. Der Kleine Prinz ahnte schon, dass etwas Besonderes aus ihr hervorgehen würde, aber er brauchte viel Geduld, denn "die Blume wurde nicht fertig damit, sich in ihrer grünen Kammer auf ihre Schönheit vorzubereiten. Sie wählte ihre Farben mit Sorgfalt, sie zog sich langsam an, sie ordnete ihre Blütenblätter eins nach dem andern. Sie wollte nicht wie die Mohnblüten ganz zerknittert herauskommen. Sie wollte nicht früher erscheinen als im vollen Ornat ihrer Schönheit. Nun ja! Sie wollte gefallen. Ihre geheimnisvolle Toilette hatte also Tage und Tage gedauert. Und dann, eines Morgens, gerade zur Stunde des Sonnenaufganges, hatte sie sich enthüllt." Gähnend wacht sie auf und der

Kleine Prinz sagt voller Bewunderung zu ihr: "Wie schön Sie sind!" "Nicht wahr?" antwortete sanft die Blume. "Und ich bin zugleich mit der Sonne geboren..." Sie erinnern sich vielleicht auch, dass die Rose in der Geschichte des Kleinen Prinzen eine besondere Rolle spielt. Sie ist der Dreh- und Angelpunkt des Ganzen. Die Reise des Kleinen Prinzen beginnt mit der Rose, durch sie wird die Entwicklung in Gang gesetzt und zu ihr kehrt sie zurück. Die Rose lehrt ihn zu lieben, durch sie gewinnt sein Leben erst tiefen Inhalt und neuen Sinn. Die Rose des Kleinen Prinzen ist sanfter Natur. Sie hat nur vier Dornen, auf die sie sehr stolz ist. Sie glaubt tatsächlich, jedem Tiger damit standhalten zu können. Der Kleine Prinz aber weiß wohl, dass die Dornen dieser Rose nicht besonders gefährlich sind, sie kann sich nicht wirklich damit schützen. Deshalb braucht sie ihn.

Im Kleinen Prinzen werden die vier Dornen als rührend geschildert, dabei sind Rosen ja gerade berühmt für ihre Wehrhaftigkeit. Es gibt vielerlei Geschichten, Lieder und Gedichte darüber, dass Rosen Dornen tragen, und wenn Sie Rosen in Ihrem Garten haben, dann wissen Sie, dass diese durchaus Schmerzen zufügen und blutende Wunden hervorrufen können. Trotzdem pflanzen wir Rosen. Trotzdem lieben wir Rosen. Oder vielleicht sogar auch deshalb? Die Dornen gehören bestimmt zur Faszination der Rosen dazu. Die Zartheit und überwältigende Schönheit ihrer Blüten gewinnt vor dem Hintergrund der dornigen Zweige besondere Bedeutung. Die Rosen stehen für die Schönheit und für den Schmerz, sie stehen für die Nähe von Liebe und Tränen, von Glück und Trauer, für die geheimnisvolle Verbindung von Freude und Leid.

Kinderkrankheiten und Seelennöte

Manche Leute beschweren sich darüber,
dass Rosen Dornen haben,
ich bin dankbar, dass Dornen Rosen tragen.
Alphonse Karr

Dieses Buch handelt von der Seele als Ort der Kraft.

So lange wir uns in der Kraft fühlen, fragen wir gar nicht erst lange danach, wo sie herkommt. Anders ist das in Lebensphasen und Lebenssituationen, in denen die Kraft gesucht und gebraucht wird; in Zeiten, in denen der Zugang zur eigenen, zur inneren Kraft verlorengegangen ist. Wenn die Dinge drunter und drüber gehen und unser Leben uns aus den Händen zu gleiten scheint, sind wir mit den typischen Gefühlsreaktionen konfrontiert, die dann aufsteigen: Angst, Unsicherheit und Ohnmachtserleben. Wir fürchten uns vor dem, was auf uns zukommt, wir fühlen uns zunehmend unsicher, ob wir es bewältigen können, ob wir dazu die nötigen Fähigkeiten, die erforderlichen Ressourcen besitzen und wenn wir den Eindruck haben, dass uns die Kontrolle über unser Leben entgleitet, nehmen die Ohnmachtsgefühle zu. Diese Emotionen können überwältigend werden, wenn wir feststellen, dass unsere bisherigen, bewährten Bewältigungsstrategien nicht mehr greifen. Je nach unserer persönlichen Eigenart reagieren wir zunächst eher mit Wut und forciertem Handeln oder aber mit Depression und passivem Rückzug. Wenn auch das nichts hilft, wenn der Einbruch radikal genug ist, gestehen wir uns vielleicht schließlich ein, dass wir festsitzen: Wir sind in der Krise. Jetzt halten wir Ausschau nach den Quellen, aus denen uns wieder neue Kraft zufließen kann.

In meiner psychotherapeutischen Praxis erlebe ich bei den Menschen, die mich aufsuchen, die verschiedenen Erscheinungsbilder von Krisen. Da gibt es die akuten Arten, die von äußeren Ereignissen ausgelöst werden: schwere, vielleicht lebensbedrohende Krankheit, Zerbrechen einer Ehe, Tod eines

Lebenspartners oder eines Kindes und andere traumatische Erfahrungen, zum Beispiel Arbeitsplatzverlust. Wir fühlen uns in solchen Not- und Krisenzeiten vom Leben gebeutelt, von äußeren Ereignissen überwältigt, erleben uns vielleicht ungeschützt und hilflos ausgesetzt und wissen nicht, wie wir dies durchstehen und eine solche Herausforderung bewältigen sollen.

Sehr viel häufiger aber erlebe ich die mehr schleichenden Krisen, denen man auf den Grund gehen muss, um ihren wirklichen Kern finden und enthüllen zu können. Die Problematik zeigt sich dabei zum Beispiel in diffusen Ängsten oder in anhaltender Müdigkeit, in unterschwelliger Depression und in Gefühlen von Sinnlosigkeit, die Menschen klagen über allerlei psychosomatische Beschwerden und über ein alles durchziehendes Gefühl von Lebensunlust, über Rückzug von ihrer Umwelt und über Zukunftsangst. Immer mehr Menschen fühlen sich wie abgeschnitten von ihrem Lebenswillen und ihrer Schaffensfreude, sie wissen gar nicht genau, was sie eigentlich vom Leben wollen und sind festgefahren in einem umfassenden und tief verwurzelten Empfinden, den Anforderungen des Lebens, wie es sich ihnen zeigt, nicht gewachsen zu sein.

Ein dritte Art von Krisen ist besonders hinterhältig: Sie verschleiert sich so, dass sie oft über lange Zeiten gar nicht als solche erkannt wird. Das Leben scheint ganz normal zu sein, alles ist "in Ordnung", nichts deutet auf eine Katastrophe oder auch nur auf einen Aufruhr hin. Es können scheinbar ganz ruhige, unspektakuläre Phasen sein, in denen das Leben so dahindümpelt, sich Routine und grauer Alltag breitmachen und nichts Neues am Horizont auftauchen will. Es kann aber ebenso gut auch ein ganz glattes Leben sein, das von außen besehen alles aufweist, was ein gutes Leben haben soll. Erst, wenn die Dinge sich in Richtung auf eine der beiden oben umrissenen Krisenformen hin entwickeln, wird nachträglich klar, dass es unter der glatten Oberfläche schon längst gebrodelt oder eine allmähliche innere Aushöhlung ihren Lauf genommen hatte.

Wieder andere Krisen kommen wirklich ganz unvermittelt aus heiterem Himmel, ohne jede Vorankündigung. Gerade liefen die Dinge noch zu unserer Zufriedenheit, und auf einmal geschieht es! Das ist gerade bei den Krisen, die in den Phasen der Lebensmitte auftauchen, gar nicht selten. Sie kommen oft sehr überraschend und mit einiger Wucht daher. C.G. Jung hat diese "Midlife-Crisis", die inzwischen einige Berühmtheit erlangt hat, zuerst "entdeckt" und beschrieben. Sie erscheint häufig dann, wenn sich die Blüte des Lebens erfüllt hat, die Karriere auf ihrem Höhepunkt angelangt ist, die Ziele auf diesem Weg nicht mehr die gleiche Verlockung verheißen können wie zuvor, wenn die Kinder aus dem Haus gehen und die Zeichen des körperlichen Alterns immer lauter sprechen, kurzum, wenn die Lebenskurve auf ihrem Höhepunkt angelangt ist und sich dem Blick in die Zukunft nun der unvermeidliche Abstieg und Abbau darbietet. Der Horizont ist auf einmal nicht mehr die Grenze, hinter der persönliche Erwartungen, zukünftige Hoffnungen und neue Eroberungen auf mein Kommen warten. Der Horizont wird mehr und mehr zu jener Grenze, die vom Zugehen auf ein unausweichliches Ende kündet.

Die Lebensmitte-Krise gilt in ganz besonderer Weise als Sinnkrise. Vielleicht, weil dann die Frage nach dem Sinn ganz direkt und unverblümt auftaucht, jedenfalls dann, wenn wir uns der Krise stellen. Aber ist nicht jede Krise eigentlich eine Frage nach Neuwerdung, nach neuem Lebensinhalt, neuem Lebenssinn? Ist nicht jede Lebenserschütterung ein Ruf des Lebens an unsere Fähigkeit unserem Leben Sinn zu verleihen? Nur wir Menschen haben diese Fähigkeit, unsere Erfahrungen und Handlungen miteinander zu vereinen. Wir lassen unsere Erfahrungen und Handlungen nicht einfach so nebeneinander stehen, jede für sich, wie kleine Kieselsteinchen. Als Menschen erleben wir nicht nur, sondern wir machen uns Gedanken darüber und wollen unser Erleben in einen Zusammenhang einordnen. Wir handeln nicht auf instinktgesteuerte Weise und im allgemeinen auch nicht reflexhaft oder impulsiv. Und wenn das doch geschieht, sind wir bestrebt, im Nachhinein herauszufinden, ob unser Handeln angemessen und moralisch akzeptabel war oder nicht, oder wir bemühen uns, eine Rechtfertigung dafür zu finden. Wir geben unserem Erleben und unserem Handeln eine Bedeutung. Wir sind bestrebt, die Kieselsteinchen unseres Leben zu einem Mosaik zusammenzufügen. Mit anderen Worten: Wir geben unserem Leben einen Sinn. Aus dieser Fähigkeit ist die ganze Welt von Kultur und Kunst, von Religion und Wissenschaft entstanden. Ein unermessliches Potenzial liegt in dieser menschlichen Fähigkeit. Und gleichzeitig liegt darin auch eine Notwendigkeit, deren Dringlichkeit wir uns vielleicht nicht immer wirklich bewusst sind. Die drängende Notwendigkeit unserem Leben Sinn zu geben.

Dass die Lebensmitte-Krise als Sinnkrise erkannt wurde, war im Grunde eine stille kleine Revolution. Es stellte nämlich eine überkommene Ansicht auf den Kopf. Die Ansicht, dass Krisen bedeuten müssen, dass etwas schief gelaufen ist, eine Fehlsteuerung, ein Fehlverhalten, eine innere Schwäche oder Inkompetenz vorliegt, mit den Dingen des Lebens fertig zu werden. Auch Krankheiten wurden und werden noch so betrachtet: als Zeichen einer Fehlfunktion, eines mangelhaften Funktionierens, das repariert werden muss. Ist der Fehler gefunden, kann man ihn mit Medikamenten behandeln oder operativ entfernen oder mit anderen Maßnahmen beseitigen – und fertig! Jetzt kann die Menschenmaschine wieder angeworfen werden! C.G. Jungs Betrachtung der Lebensmitte-Krise war jedoch ganz anderer Art: Er beschrieb sie als Entwicklungskrise, als einen notwendigen Umbruch, um zu einer anderen Haltung zu finden, die der zweiten Lebenshälfte angemessener ist. Es war nun kein Fehler mehr, kein Zeichen für seelisches Ungenügen, sich in dieser Krise wiederzufinden. Im Gegenteil! Es war jetzt ein Zeichen dafür, dass das seelische Wachstum so weit fortgeschritten war, dass sich die Zeit der Reife ankündigt. Es war das Zeichen für einen inneren Reifungsaufruf.

Es spricht einiges dafür, jede Krise als Entwicklungskrise zu interpretieren. Im praktischen Umgang mit ihnen ist es allemal so, dass dieser positiv orientierte Blickwinkel die schwere Zeit erleichtern hilft und Lösungswege eröffnen kann, die eher verschlossen bleiben, solange der Zusammenbruch als eigene Schwäche oder als Mangel oder sogar als Selbstverschulden gesehen wird. Wenn wir die Krisenzeit als Chance sehen, können wir darauf hoffen, dass ihr Durchstehen mehr Energie mit sich bringt, größere Widerstandskraft und erweiterte Kompetenz, eine gewachsene Selbstachtung und größere Einsicht in die persönliche seelische Beschaffenheit; wir können hoffen, dass neues Zutrauen in die eigene Kreativität und in die Fähigkeit, das Leben zu meistern, aus ihr erwachsen können. Dann werden solche Umbruchszeiten zu notwendigen Durchgangsstadien; Durchgangsstadien, die wir alle zu durchschreiten haben, wenn wir wirklich reifer werden wollen und nicht nur älter. Von den Kinderkrankheiten kennen wir das schon längst: Wenn das Kind die Krankheitsphase durchgestanden hat, folgen oft enorme Reifungssprünge, nicht nur im körperlichen, sondern gerade auch im geistig-seelischen Bereich. Und entwickeln wir uns nicht eigentlich ständig weiter? Soll unsere Entwicklung denn beendet sein, nur weil das körperliche Wachstum abgeschlossen ist und allmählich sogar in Abbauprozesse übergeht – und das schon gegen Ende der zwanziger Jahre?

In der gängigen Psychologie ist das tatsächlich eine weit verbreitete Haltung: Alle Entwicklung, die in Kindheit und Jugend nicht ausreichend stattgefunden hat, ist später als Mangel und Fehlfunktion zu bemerken, als psychische Schwäche, die den reibungslosen Ablauf des Erwachsenenlebens immer wieder stören wird, zum Beispiel durch krisenhaft erlebte Phasen; und umgekehrt sind Lebenskrisen dann als Auswirkungen dieser frühen Entwicklungsstörungen zu verstehen. Dem setzte Jungs Reifekrise eine zweite Sichtweise zur Seite.

Lassen Sie uns noch einmal zu dem Bild der Zwiebel zurückkehren: Während die Zwiebel wächst, vergrößert sie ihre Gestalt, baut sie ihre Vielschichtigkeit aus und ordnet diese nach ihrem geheimen inneren Wachstumsschema an. Schließlich baut sie ihre äußeren Schichten zu braunen, kieselhaltigen Schutzschalen um. Sie wird jetzt nicht mehr größer. Ihr Wachstum scheint beendet zu sein. Aber ist das wirklich so? Einerseits ja – aber andererseits geschehen verborgene Dinge im Innern: Die Zwiebel baut an ihrer Zellstruktur, sie baut ihre Reife aus, zum Beispiel ihren Zuckergehalt, der wichtig ist, damit sie den kommenden Winter überstehen und den Keim ernähren kann. Sie bereitet sich darauf vor zu überwintern, damit sie im nächsten Jahr ihren Blütenstängel schieben kann. Sie geht in eine ganz andere, neue Wachstumsphase über: Ihre inneren Reifungsprozesse verdichten sich daraufhin, dass sie blühen, Samen bilden und weitere Zwiebeln hervorbringen wird.

Sollen wir also die Entwicklungszeit eines Menschen mit dem Erwachsenwerden als beendet sehen? Bei der Zwiebel setzt sich dann das Wachstum nach innen fort. Könnte das bei uns nicht ebenso sein? Und genau so wie bei der Zwiebel müssen wir dann sehr genau hinsehen, damit wir es erkennen. Es gibt psychologische Ansätze, die diesen Blickwinkel einnehmen und die im gesamten menschlichen Lebenslauf weitere Reifungsstufen gefunden haben, die in den verschiedenen Lebensaltern oder auch in Sieben- oder Zehnjahresstufen aufeinander folgen. Das Ende einer jeden Stufe wird durch eine Krisenphase eingeläutet, die durchlaufen und gelöst werden muss, sozusagen als Reifeprüfung für den Eintritt in eine neue Stufe der Schule des Lebens.

Seien wir doch einmal ehrlich: Wir entwickeln uns selten freiwillig. Meistens brauchen wir dafür einen mehr oder weniger drastischen Schubs. Wir haben uns unser Leben ja gerade so gut eingerichtet! Es könnte doch ganz behaglich so weitergehen. Die Dinge sind überschaubar, wir glauben Kontrolle darüber zu haben, und das gibt uns ein Gefühl von Sicherheit. Sie kennen bestimmt das Gebet: Lass mich Erleuchtung erlangen, aber bitte noch nicht gleich. Herr, hilf mir heilig zu werden, aber, um Gottes Willen, noch nicht jetzt! Jetzt wollen wir lieber noch ein wenig in unserem gemütlichen Eckchen sitzenbleiben. Der Volksmund weiß es wie immer schon lange, dass es die Not ist, die erfinderisch macht, uns aus dem gewohnten Alltagstrott herausreißt und auf neue Wege bringt – auf neue Wege zwingt. Umgekehrt ist es der Kreativitätsforschung bestens bekannt, dass zu jedem schöpferischen Prozess eine krisenhafte Phase gehört. Von vielen großen Künstlern wissen wir, dass sie sich durch schwerste Zeiten von Blockierung, Niedergeschlagenheit, Selbstzweifel und Ungewissheit hindurch quälen mussten, bevor so leuchtende Bilder wie jene van Goghs oder so wunderbare Sinfonien wie die Beethovens entstehen konnten. Die großen künstlerischen Werke, die wissenschaftlichen Erkenntnisse, die spirituellen Erleuchtungen werden genauso in Schmerzen geboren wie die Werke, Erkenntnisse und Erleuchtungen unseres alltäglichen Lebens. Es scheint der Dornen zu bedürfen, wenn die Rosen in voller Pracht erblühen sollen. Aber Hand auf's Herz! Können Sie mit Leichtigkeit sagen: Manche Leute beschweren sich darüber, dass Rosen Dornen haben, ich bin dankbar, dass Dornen Rosen tragen? Mir jedenfalls fällt das immer wieder schwer, wenn ich mitten im Umbruch fest stecke und nicht weiter komme; wenn ich wie die Zwiebel überwintern und in Dunkelheit und Frost auf das nächste Jahr mit erneut aufsteigender Sonne und mit wiederkehrender Wärme warten muss; es fällt mir immer wieder schwer, wenn ich in den Dornen festhänge, daran zu glauben, dass irgendwann die Knospe sich zeigen und die Blüte zur rechten Zeit schon aufbrechen wird. Aber mit jedem Mal geht es ein kleines bisschen leichter, während ich mehr und mehr über die Gesetze des Wachstums, während ich mehr und mehr über Zwiebeln und Rosen lerne...

Die Sichtweise "*Ich bin dankbar, dass Dornen Rosen tragen*" beginnt langsam auch in den Wissenschaften Fuß zu fassen. Medizin und Psychologie haben über lange Zeiten an einem Menschenbild festgehalten, das dem Gesunden, Normalen und Rechten einerseits die Krankheit, die Verrücktheit und das Scheitern andererseits entgegengesetzt hat. Daneben verbreitet sich allmählich auch ein anderer Blickwinkel, der es nicht mehr bei diesem Schwarz-Weiß-Bild belassen will. In medizinischer Sicht wird Krankheit dann nicht mehr nur als misslungene Gesundheit, sondern zum Beispiel als Signal des Körpers gesehen, dass etwas nicht stimmt, dass etwas getan werden muss, um ein neues Gleichgewicht erlangen zu können. In vielen Fällen kann eine Krankheit so zum Durchgang, zum Tor zu einer umfassenderen Gesundheit werden, wenn sie nicht einfach nur bekämpft, sondern als Ausgangspunkt für eine tiefere Erforschung genutzt wird. Eine Krankheit kann sogar freudig begrüßt werden, wenn man zum Beispiel daran denkt, dass eine durchgestandene Grippe das Immunsystem stärkt, die Abwehrkräfte trainiert und die Widerstandsfähigkeit erweitern kann. Genauso sehen manche psychologischen oder psychotherapeutischen Schulen den Zusammenbruch eines in eine schwere Krise geratenen Menschen nicht so sehr als Anzeichen einer psychischen Erkrankung, sondern vielleicht sogar als angemessene Reaktion auf Umstände, die einen radikalen Umbruch erfordern. Gerade der Zusammenbruch wird dann als notwendige Voraussetzung für eine wirkliche Umorientierung begriffen. Hören Sie, was zum Beispiel der New Yorker Psychiater und Psychotherapeut Frederic F. Flach sagt: "Meiner Ansicht nach ist nicht der Zusammenbruch die Krankheit. Vielmehr ist die Krankheit das Ausbleiben des Zusammenbruchs, wenn er eigentlich angemessen wäre, sowie das Unvermögen, danach zu einer neuen Synthese zu finden." (S. 47) Eine wirklich neue Synthese, also ein neu gefundenes Ganzes, das nicht nur einen neuen Aufguss, eine oberflächliche Politur des Altgewohnten darstellt, erfordert anscheinend häufig einen Zusammenbruch: Die Dornen müssen erlitten werden, wenn man der Rosen teilhaftig werden will.

Frederic F. Flach hat sich intensiv mit seelischen Krisen auseinander gesetzt und ein Konzept der Stärkung des seelischen Immunsystems erstellt. Sie können sich das genau so vorstellen, wie bei der Grippe: Wenn Sie sich in regelmäßigen Abständen eine "genehmigen", ist Ihr Immunsystem wieder gut trainiert. So ist es auch mit den seelischen "Grippen": Wenn wir uns trauen, uns auf sie einzulassen und ihnen nicht mit aller Macht ausweichen wollen, trainieren wir unsere Fähigkeit, dem Unangenehmen zu begegnen, der Ungewissheit und dem Schmerz standzuhalten und uns im Chaos zurecht zu finden, ohne uns allzusehr zu ängstigen. Wir trainieren unsere "Hoffnungsmuskeln": Wir üben uns in der Fähigkeit und in der Kraft, zu vertrauen, dass neues Leben aus Dunkelheit, Kälte und Chaos erwachsen, dass neuer Sinn gefunden werden kann.

Um noch einmal die Zwiebel als Bild zu nehmen: Stellen Sie sich vor, dass jede Krise anzeigt, dass die Zwiebel durch ein Stadium von Chaos und Neuanordnung hindurchgehen muss. Stellen Sie sich dabei auch vor, wie das Chaos, wie der Verlust von alter Struktur die bestehende Form ein wenig lockert, auflöst. Ist es nicht leicht nachvollziehbar, wie gerade jetzt die Chance gegeben ist, dass Impulse aus dem Keim, aus dem tiefen Zentrum, aus der innersten Mitte heraus die ganze Zwiebel durchströmen und ihr neue Wachstumsbotschaften zuflüstern können? Botschaften, die jetzt gehört werden, weil eine Durchlässigkeit da ist, die sonst durch die Geschlossenheit der Form vielleicht verhindert wird? Das Aufgebrochene erleben wir schmerzhaft und bedrohlich. Doch ist gerade das Aufgebrochensein die Chance, um wieder tiefer mit der Seele in Verbindung zu treten, die Wachstumskraft der inneren Tiefe zu erfahren und die Seelenkräfte aufzurufen, die jetzt in die Persönlichkeit einströmen können, und die ja nur darauf warten, dies zu tun.

Bei der Zwiebel geschieht das "einfach so". Nicht bei uns Menschen. Wir haben diese "Lücke" der Willensfreiheit, eine Lücke in unserer inneren Organisation, die wir selbst schließen, die wir selbst füllen müssen – und können! Auch unser "Keim" flüstert uns Wachstumsbotschaften zu, nicht nur nachts in unseren Träumen, sondern auch tagsüber als innere Stimmen und ebenso als Lebensereignisse, die zu uns sprechen. Nur müssen wir auch hinhören. Unsere inneren Stimmen flüstern meistens mehr als laut zu sprechen, sie sind oft eher sanft und unaufdringlich. Sie sind leicht zu überhören. Und die Sprache der äußeren Lebensereignisse, das Entschlüsseln von deren Botschaften will ebenso gelernt sein wie die Sprache der Träume und der inneren Bilder. Diese Lücke der Willensfreiheit in unserer seelischen Struktur können wir nur selbst schließen, indem wir aktiv hinhören, indem wir uns nicht von den lauten Stimmen unserer Gewohnheiten und unserer eingefleischten Sicherheitsgedanken einfangen lassen, sondern auf diese leise, zarte Stimme der Neuwerdung lauschen, die inmitten von Krise, Schmerz und Chaos zu uns durchdringen will.

Wir Menschen sind bedeutungsschaffende, sinngebende Wesen. Darin liegen Freiheit und Notwendigkeit begründet: Wir können und müssen selbst entscheiden, in welcher Haltung wir den Einschnitten und Umbrüchen unseres Lebens gegenüber treten wollen. Welche Bedeutung wollen wir den Krisenzeiten in unserem Leben geben? Wollen wir sie als Anzeichen für unsere Unfähigkeit sehen, unser Leben unter Kontrolle zu halten? Wollen wir sie als Strafe des Schicksals betrachten oder als Ungerechtigkeit des Lebens, die uns schuldlos trifft? Wollen wir sie als sinnloses Leiden sehen, das wir halt irgendwie hinter uns bringen müssen? Oder wollen wir sie als Gelegenheit nutzen, unser Leben zu ändern? Wollen wir uns dazu entschließen, solche Zeiten als Anfrage zu sehen, wie wir in Beziehung zu unserer Seele stehen? Als eine Chance, jetzt die Verbindung zur Seele zu suchen, als Anruf, unserem Leben eine andere Ausrichtung, einen neuen Sinn, eine tiefere Erfüllung zu geben?

Welchen Sinn geben wir den Herausforderungen unseres Lebens? Wir haben die Wahl.

Dazu möchte ich noch eine kleine Geschichte erzählen. Es ist die Geschichte eines Schülers, der viele lange Jahre bei einem großen spirituellen Meister in die Lehre gegangen war und sich nun, nach Beendigung der Lehrzeit, vom Meister verabschiedet. Der Abschied fällt ihm nicht leicht. Ab jetzt wird er ganz auf sich selbst gestellt sein, ohne die Unterstützung des Meisters, die ihm Halt und Ausrichtung war. Er will deshalb noch eine letzte, tiefe Weisheit des Meisters mit auf seinen Weg nehmen, eine Kostbarkeit, die er bei sich tragen und an die er sich halten kann. Er sagt zu ihm: "Meister, sag mir doch bitte die Wahrheit: Was ist das Leben?" Der Meister schweigt lange, dann sagt er: "Das Leben ist wie eine Zwiebel." Völlig entsetzt sieht der Schüler den Meister an: "Wie eine Zwiebel?" Der Meister winkt lächelnd ab: "Na dann eben nicht."

Das Erwachen der Seele

Die Wüste und das trockene Land sollen sich freuen,
Die Steppe soll jubeln und blühen.
Sie soll prächtig blühen wie eine Rose,
Jubeln soll sie, jubeln und jauchzen.
Jesaja, 35, 1-2

Die Metapher von der schlummernden Seele ist uralt. Es gibt sie nicht nur in den religiösen Schriften und den Weisheitstraditionen, sondern auch in vielen Märchen, in denen der Kuss des Prinzen die schlafende Schöne zum Leben erweckt.

Der Kuss im Märchen ist die Rettung aus einer Not, die lange angehalten hat. Ob das ganze Schloss und alle seine Bewohnerinnen und Bewohner hundert Jahre lang schlafen wie im Dornröschen oder die Schönste im Lande vom Apfel vergiftet im gläsernen Sarg darnieder liegt: Die Geschichte berichtet darüber, wie die Prinzessin – die zukünftige Königin! – von einer Spindel gestochen oder aber vergiftet wird. Sie sinkt nieder, gelähmt, erstarrt, ihrer Lebendigkeit beraubt. Und obwohl sie doch schon wie tot daliegt, wird sie darüber hinaus noch abgeschnitten vom Leben, das sie umgibt: Schneewittchen liegt im gläsernen Sarg aufgebahrt. Im Dornröschen wird das ganze Schloss mit seinen schlafenden Bewohnern von einer undurchdringlichen Dornenhecke umwachsen und ist so für die Menschen unzugänglich geworden. Das hält an, bis der Prinz erscheint und sich in die schöne Prinzessin verliebt. Sein Kuss, seine liebende Zuwendung kann die Starre lösen. Die Schlafende erwacht und neues Leben zieht ein in die alten Gemäuer.

Das Erwachen der Seele wird – wie in den Märchen auch – von ungewöhnlichen inneren Erfahrungen angekündigt, deren Bedeutung oft missverstanden wird. Dem Erwachen der Seele geht meist eine mehr oder weniger schwere Krise voran, die bereits erwähnte "Midlife-Crisis". Roberto Assagioli betrachtet die Krise der Lebensmitte als spirituelle Krise, als Krise, die radikal die Frage nach dem eigentlichen Lebenssinn stellt und zu grundlegend neuem Lebensinhalt oder zum Erfüllen des alten Lebensinhalts mit neuem Sinn aufrufen will. Assagioli schreibt: "Ich habe den symbolischen Ausdruck 'Erwachen' verwendet, da er klar auf das Bewusstwerden einer neuen Erfahrungsebene hinweist, auf das Öffnen der bisher geschlossenen Augen für eine innere Realität, die vorher ignoriert wurde." (1988, S. 53) Es geht um eine neue Ausrichtung des Lebens, um einen Prozess der Verinnerlichung.

Die Krise der Lebensmitte, mit der das Erwachen der Seele eingeleitet wird, ist die typische Krise aus heiterem Himmel. Assagioli beschreibt, wie gelegentlich ein ganz "gewöhnlicher" Mensch "von einem plötzlichen oder allmählichen Wandel in seinem inneren Leben überrascht und aufgerüttelt wird. Dies mag sich nach einer Reihe von Enttäuschungen einstellen, nicht selten auch nach einem emotionalen Schock, wie dem Verlust eines geliebten Verwandten oder nahen Freundes. Manchmal jedoch geschieht dies ohne ersichtlichen Grund bei bester Gesundheit und im Wohlstand. Die Veränderung beginnt oft als Gefühl der Unzufriedenheit, des 'Defizits', aber nicht des Mangels an etwas Materiellem und klar Definiertem, sondern von etwas Unbestimmtem, schwer Fassbaren, das er nicht beschreiben kann. Hinzu kommt allmählich ein Gefühl der Unwirklichkeit und Leere. Alle persönlichen Angelegenheiten, die früher soviel seiner Aufmerksamkeit und seines Interesses in Anspruch genommen hatten, scheinen erlebnismäßig in den Hintergrund zu treten; sie verlieren Bedeutung und Wert. Neue Probleme tauchen auf. Der Mensch fängt an, nach Ursprung und Sinn des Lebens zu fragen, nach den Ursachen so vieler Dinge, die er früher als selbstverständlich gegeben ansah. Er fragt etwa nach der Bedeutung seines eigenen Leidens und nach dem anderer und nach der Rechtfertigung der zahlreichen Ungerechtigkeiten im Schicksal der Menschen. Wenn ein Mensch diesen Punkt erreicht hat, neigt er dazu, seinen Zustand misszuverstehen und falsch zu interpretieren. Viele verstehen die Bedeutung dieser neuen Bewusstseinsebenen nicht und betrachten sie als abnorme Phantasien und Launen. Alarmiert durch die Möglichkeit, aus dem geistigen Gleichgewicht zu kommen, wird dieser Zustand auf verschiedene Weise bekämpft, indem sie fieberhaft versuchen, sich wieder an die Wirklichkeit des Alltags anzupassen, der ihnen zu entgleiten scheint. Oft stürzen sie sich mit verstärktem Eifer in einen Strudel äußerer Aktivitäten, suchen nach immer neuen Beschäftigungen, neuen Reizen und Eindrücken. Durch diese und andere Mittel mag es ihnen für eine gewisse Zeit gelingen, ihren verwirrenden Zustand zu mildern, ohne jedoch in der Lage zu sein, ihn gänzlich aufzulösen. Er gärt weiter in der Tiefe ihres Wesens und untergräbt die Grundfesten ihrer gewöhnlichen Existenz, um von dort – vielleicht nach langer Zeit – mit verstärkter Intensität wieder hervorzubrechen. Der Zustand des Unbehagens und Aufgewühltseins wird immer schmerzhafter und das Gefühl innerer Leere immer unerträglicher. Dieser Mensch fühlt sich innerlich zerrissen; der überwiegende Teil dessen, was sein Leben ausmacht, scheint ihm jetzt wie ein Traum dahingeschwunden, während noch kein neues Licht aufgetaucht ist. Tatsächlich ist er sich der Existenz eines solchen Lichtes noch gar nicht bewusst, oder er kann sich nicht vorstellen, dass es ihn je erleuchten wird. Häufig folgt auf diesen Zustand innerer Verwirrung eine moralische Krise. Das Gewissen erwacht und es entsteht ein neues Verantwortungsgefühl." (1988, S. 54 f)

Diese Krise markiert, so sagt Assagioli, den entscheidenden Punkt im Hinblick auf die Spiritualität eines Menschen. Hier trennen sich nämlich die Wege und es muss die Wahl getroffen werden, die über die Zukunft der Seele entscheiden wird. Wenn der Prozess der Ich-Bezogenheit von hier aus ungehindert fortschreitet, "gewinnt unweigerlich der Alterungsprozess die Oberhand, mit seinen negativen Aspekten der Verknöcherung, der Schwächung, des Egozentrismus und der allmählichen Absonderung von der Umwelt.... Zum Glück jedoch werden oft Faktoren wirksam, die die Persönlichkeit von der absteigenden Bahn ablenken und sie sanft oder gewaltsam zum aufsteigenden Weg führen... Wenn dies geschieht, lässt sich ein seltsames Phänomen beobachten – seltsam aus der Sicht der Normalität. Eine neue Welle der Kraft erfasst den Menschen, ein neues Feuer entbrennt in ihm und ein neuer Elan bricht in ihm durch. Eine Art Verjüngung setzt ein, eine neue, innere Jugend, deren beste Eigenschaften diejenigen des reifen Alters ergänzen, ohne sie zu verdrängen." (1992, S. 123 f)

Erstarrung, Verknöcherung, Schwächung, Absonderung – oder Erwachen, Verjüngung und neues Leben, so beschreibt Assagioli den Wendepunkt, um den es hier geht. Auch in den Märchen wird das geschildert. In einer kritischen Phase muss die Prinzessin oder auch das ganze Schloss durch eine Zeit der Erstarrung, der Lähmung und des Abgesondertsein hindurchgehen. Zum rechten Zeitpunkt kommt der Prinz: Mit seiner aktiven Zuwendung, mit seinem Mut und seiner Liebe kann er die Wende bewirken. "Ich fürchte mich nicht, ich will hinausgehen und das schöne Dornröschen sehen", spricht der Königssohn im einen Märchen. Im anderen Märchen will der Königssohn den Zwergen für den Sarg mit dem schlafenden Schneewittchen alles geben, was sie nur immer haben wollen, aber sie geben ihn "nicht um alles Gold der Welt". Da bittet der Königssohn: "So schenkt mir ihn; denn ich kann nicht leben, ohne Schneewittchen zu sehen, ich will es ehren und hochachten wie mein Liebstes." Dies überzeugt die Zwerge und sie geben ihm den kostbaren Sarg. Wenn nun also der Königssohn sein Liebstes gefunden hat, kann die schöne Königstochter zu neuem Leben erwachen: Die Seele wird in ihr eigentliches – königliches – Recht eingesetzt, und die Hochzeit findet statt.

Ob aber die Hochzeit wirklich stattfinden wird oder nicht, das ist nicht von Anfang an entschieden! Dazu muss ja zuerst der Prinz kommen. Er kann auch ausbleiben: Es gibt nämlich meistens auch die Möglichkeit, mehr oder weniger auszuweichen, nicht wahrzuhaben was los ist, sich auf vielerlei Art und Weise abzulenken und sich weißzumachen, dass man durch einige kleine oder auch größere Maßnahmen alles noch einmal zurechtrücken und den gewohnten Zustand wieder herstellen kann. Auf diese Weise mag es gelingen, die Herausforderung für eine gewisse Zeit hinauszuschieben, die Herausforderung, das Leben wirklich umzubauen, anstatt nur ein paar kleine kosmetische Korrekturen vorzunehmen, anstatt nur ein paar Möbelstücke umzustellen. Ich denke, das tun wir alle hier und da, solange es noch gelingt und die Not nicht unausweichlich wird.

Die Bezeichnung "Lebensmitte-Krise" muss übriges nicht wörtlich genommen werden. In der psychologischen Literatur wird sie zwischen dem 35. und dem 50. Lebensjahr eingeordnet. Es geht weniger um eine zeitliche Einordnung, als um ein Verständnis ihrer Bedeutung. Es handelt sich bei dieser Krise um eine wirkliche, eine radikale Lebenswende und das ist es, was eigentlich gemeint ist. Häufig findet dieser Umschwung – wenn er stattfindet! – etwa um die Lebensmitte herum statt. Im einzelnen Fall kann er sich durchaus auch um einiges früher oder später zeigen. Immer aber geht es dabei um eine Wendung nach innen, hin zur verborgenen, zur schlafenden inneren Tiefe, zur Seele, zum eigentlichen Lebenszentrum. "Das Sich-Öffnen einer Verbindungstür zwischen Persönlichkeit und Seele" bringt jenen neuen Kraftzuwachs, von dem Assagioli spricht: "Die Wogen von Licht, Freude und Energie, die diese Öffnung begleiten, führen oft zu einem wunderbaren Gefühl der Befreiung." (1992, S. 134) So ist es dann möglich, "die enormen Reserven undifferenzierter seelischer Energie zu entdecken, die in jedem von uns schlummern, das heißt den formbaren Teil unseres Unbewussten, der uns zur Verfügung steht und uns befähigt, in grenzenlosem Umfang zu lernen und zu erschaffen." (1988, S. 35) Hier liegt das Geheimnis des Energieschubes und der Verjüngung: Während das äußere Leben weitergegangen ist und die Jahre ihre Spuren hinterlassen haben, ist Dornröschen nach hundert Jahren des Schlafes so jung wie beim Stich der Spindel! Und Schneewittchens Schönheit kann nach langem Schlaf erneut in vollem Glanz erstrahlen: "Frau Königin, Ihr seid die Schönste hier, aber die junge Königin ist tausendmal schöner als Ihr."

Je größer, je verzweifelter und bedrohlicher die Krise war, desto größer ist – wenn sie bestanden worden ist – auch der Zugewinn an Kraft. Das ist sicherlich oft wahr. Aber wer sagt denn etwas gegen einen Weg der kleinen Schritte? Müssen wir immer erst warten, bis das Schicksal uns zwingt, können wir nicht auch lernen, den leisen Rufen der Seele zu folgen, uns von ihnen locken zu lassen? Es ist bestimmt ein enormer Unterschied, ob wir von unten gewaltsam geschoben, gedrängt und gezwungen werden oder ob wir auf den Ruf von oben hören, auch wenn er sanft, leise und freilassend ist!

Assagioli empfiehlt denn ja auch die "Seelenarbeit" nicht nur in Not- und Krisenzeiten zu tun, um der Bedrängnis zu entkommen, er legt uns stattdessen ans Herz, sie ebenso gut auch freiwillig zu nutzen, um die Selbsterkenntnis zu vertiefen, das innere Wachstum anzuregen und das schlummernde Potenzial Schritt für Schritt zu entfalten. So kann das Erwachen der Seele auch auf sanfte Weise angeregt werden. Es kommt dabei jedoch immer – so berichten es die Märchen – auf den Prinzen an! Der Prinz muss kommen, die aktive, handelnde, männliche Seite muss in Liebe zur schönen Prinzessin entbrennen. Die Prinzessin kann nichts tun, sie kann mit ihrem Ruf – "es ging aber die Sage in dem Land von dem schönen schlafenden Dornröschen" – und mit ihrer Schönheit locken – "Frau Königin, Ihr seid die Schönste hier. Aber Schneewittchen über den

Bergen bei den sieben Zwergen ist noch tausendmal schöner als Ihr!" – aber handeln muss der Prinz. Die Hinwendung zur inneren Mitte, die Zuwendung zur Seele kann nur von uns selbst kommen, aus unserer Persönlichkeit, aus unserem freien Willen heraus; mit anderen Worten: Wir müssen es tun! Die Seele kann locken und rufen mit Träumen und Lebenshinweisen, mit Erleuchtungen und Gefühlseinbrüchen, mit Inspirationen und Visionen. Sie kann auch drohen mit Krankheit und Krise, mit Katastrophe und Leid. Aber es muss jemanden geben, der hört. Der Prinz muss sich vom Ruf erreichen lassen. Er muss sich auf den Weg machen und die Prinzessin finden. Wenn wir, wenn Sie und ich uns nicht auf den Weg machen, wenn wir dem Ruf nicht Folge leisten, hilft alles Rufen der Seele nichts.

In Michael Endes "Unendlicher Geschichte" ist das sehr deutlich gezeichnet: Phantásien droht der Untergang, wenn nicht einer aus der Menschenwelt sich aufmacht, dorthin zu kommen und der Kindlichen Kaiserin, der Herrscherin über Phantásien, einen neuen Namen zu geben. Ohne neuen Namen muss die kranke Herrscherin sterben! Viele kamen in früheren Zeiten ins "innere Reich", aber inzwischen kommt niemand mehr. Die Menschen sind jetzt mit anderem beschäftigt! Wenn aber keiner sich aufmacht, wenn niemand dem Ruf der Kindlichen Kaiserin folgt, kann Phantásien nicht gerettet werden. Bastian, der innenweltbegabte Held der Geschichte, liest all das, aber er hält es "nur für eine Geschichte", kann nicht glauben, dass er – ganz persönlich er! – damit gemeint ist. Er wartet zu und liest weiter, bis es fast zu spät ist. Erst im allerletzten Moment bringt ihn ein plötzlicher Impuls dazu, in die Geschichte hineinzuspringen und den neuen Namen der Kindlichen Kaiserin auszurufen, den Namen, der in dem Moment aus ihm hervorbricht, als er die Kindliche Kaiserin auf einmal wie leibhaftig vor sich sieht. In dem Moment, in dem ihm die Kindliche Kaiserin ganz wirklich und lebendig wird. Und im selben Augenblick ersteht Phantásien neu: Der Nachtwald beginnt sein unaufhaltsames Wachstum zu entfalten. Am Tage wird er abgelöst von der Wüste der Farben unter glühender Sonne, und so entsteht eines aus dem anderen, während Bastian Phantásien bereist...

Denn die Rettung Phantásiens ist keineswegs das Ende der Geschichte. Sie ist der Anfang eines großen Abenteuers in der inneren Welt. Wie sagt Roberto Assagioli? Die spirituelle Entwicklung des Menschen ist eine lange und mühsame Reise, ein Abenteuer durch fremde Landschaften voller Überraschungen, Schwierigkeiten und sogar Gefahren. Sie schließt eine drastische Umwandlung der "normalen" Elemente der Persönlichkeit ein, das Erwachen bisher schlummernder Fähigkeiten, ein Anheben des Bewusstseins in neue Bereiche und ein Wirken hin zu einer neuen inneren Dimension. Bastians Sprung in die Unendliche Geschichte hinein ist der Sprung in die Reise der Spiritualität, in die geheimnisvollen inneren Welten, die erforscht und begangen werden müssen, damit sie nicht untergehen. Das würde auch der Menschenwelt Gefahr bringen: Mit Phantásien ginge auch das Wasser des Lebens unter, das nur dort gefunden und nur von dort in die Welt der Menschen gebracht werden kann! Bastians Sprung hat diese Gefahr gebannt. Er ist dem Ruf der Kindlichen Kaiserin gefolgt.

Ob heftig oder sanft – Entwicklung bedeutet immer auch Krisenpunkte! Das kann sicherlich nicht umgangen werden. Entwicklung bringt Wachstumsschmerzen mit sich. Abschiede müssen durchlitten, Pfade im Unwegsamen gefunden, Wüsten müssen durchquert und so mancher kleinere oder größere Tod muss gestorben werden. Dann kann Neues geschehen: *Die Wüste und das trockene Land sollen sich freuen, Die Steppe soll jubeln und blühen. Sie soll prächtig blühen wie eine Rose, jubeln soll sie, jubeln und jauchzen...* Die Bibelworte, die ich dem Abschnitt über das Erwachen der Seele vorangestellt habe, erzählen in leuchtenden Farben davon, dass eine Krisenphase, eine Trockenstrecke zuende gehen wird, sie sprechen in eindrücklichen Bildern von einem Neubeginn und von der Wiederkehr blühenden Lebens.

Eine meiner Klientinnen hat das Blühen der Wüste gerade selbst erfahren. Ute ist Ende fünfzig. Nachdem sie über lange

Jahre im Forschungsbereich einer großen Firma wissenschaftlich tätig war, hat sie sich vor 10 Jahren in der Erwachsenenbildung selbständig gemacht. Sie unterrichtet jetzt in der freien Wirtschaft und gibt auf Honorarbasis Seminare an der Universität.

Sie hatte sich an mich gewandt, weil sie in eine verzweifelte Krise geschlittert war, als sie feststellen musste, dass ihre Rechnung nicht so gut aufging, wie sie gehofft hatte. Sie war mit dem Aufbau ihrer Selbständigkeit in die Zeit wirtschaftlichen Niedergangs gekommen, nun haderte sie damit, dass sie ihre sichere Stellung aufgegeben hatte. Aber daran war nichts mehr zu ändern. Ihr blieb nichts anderes übrig, als sich durchzuschlagen so gut es geht, sich mit ihren Zweifeln, ihrer Angst und den wiederkehrenden Zuständen von Depression und Resignation auseinander zu setzen. Besonders belastend war ihr Wissen darüber, dass sie in ihrem Alter keine feste Anstellung mehr finden konnte und ihre Altersversorgung nicht gesichert war. Der Gedanke ans Alter, die Angst, vielleicht krank zu werden und nicht mehr arbeiten zu können, war entsetzlich. Was dann? Nachdem wir über einige Zeit miteinander gearbeitet hatten, eröffnete sie eine unserer Sitzungen damit, dass es ihr eigentlich im Moment recht gut ginge, sie ausreichend Arbeit habe und neue, interessante Anfragen, nur plage sie die Zukunftsangst wie immer gewaltig! Sie berichtete, dass sie das Erlebnis eines überwältigenden Anfalles von Depression gehabt habe. Dann habe jedoch der Pressebericht über eine empörende Ausbeutung ausländischer Frauen, die zur Prostitution gezwungen werden, eine solch lodernde Wut in ihr hochkochen lassen, dass es schlagartig vorbei gewesen sei mit jeglicher depressiven Stimmung! Sie erzählte dann, dass eine junge Kollegin an der Universität sich bei ihr über ihre Schwierigkeiten mit den männlichen Studenten, aber auch mit den Kollegen beklagt und sie um ihre Hilfe und ihren Rat gebeten hatte. Und da hatte Ute erleichtert gedacht: “Gott sei Dank, bin ich über dieses Alter hinaus!” Ute hatte verwundert empfunden, wie schön es ist, älter zu sein; sie hatte festgestellt, dass sie sich den Studenten, aber auch den Kollegen gegenüber souverän erlebte. Sie fühlte mit Staunen, dass sie nicht mehr um ihren Platz kämpfen musste. Sie hatte ihn ganz selbstverständlich inne. Sie hatte ein klares Empfinden davon, dass sie Wichtiges zu geben hatte, den Studenten und ihren Seminarteilnehmern ebenso wie auch dieser jungen Kollegin.

Ich schlug Ute dann eine geführte Imagination vor. In dieser inneren Reise erlebte sie die Zukunft, die ihr bisher so beängstigend gewesen war, zum ersten Mal auf eine ganz andere Weise. "Es geht nicht nur nach vorne", sagte sie und deutete es auch mit einer ausladenden Geste ihrer Hände an, "es geht ja auch in eine Weitung! Es ist wie ein Öffnung." Sie konnte im inneren Bild ein Leben der Fülle vor sich sehen. Das Älterwerden versprach auf einmal auch ein Mehrwerden! Sie erlebte und sah es mit großem Staunen. Sie sah andere Menschen um sich, sie sah sich verbunden mit ihnen in einem gemeinschaftlichen Miteinander, und sie sagte mit Nachdruck: "Ich habe so viel zu geben!" Sie sah dann sich selbst, etwa 10 Jahre älter. Die siebzigjährige Ute hatte graue Haare, "aber sie ist ganz in Ordnung", sagte sie und dieses Bild nahm ihr viel von ihrer Angst, krank und schwach zu werden und nicht mehr für sich sorgen zu können.

Aber ihre größte Erkenntnis kam erst dann: "Diese Zukunft des Altseins, die ich so gefürchtet habe, ist erst ganz weit vorne, es ist ja noch gar nicht jetzt! Ich habe noch so viel Zeit! Zeit, die gefüllt ist, in der etwas geschieht. Zeit, die ich fülle, die ich mitgestalte. Es ist ein Weg zwischen heute und dann! Ein Weg der Öffnung und des Weiterwerdens, ein Weg, der Schritt für Schritt diese Zukunft erst erschaffen wird." Ute war überwältigt von diesen Erkenntnissen, die aus ihrem Inneren emporgestiegen waren. Sie saß entspannt da, ruhig und lächelnd. Sie erlebte sich voller Zuversicht, Selbst-Gewissheit und Vertrauen. Nach langer Durststrecke hatte sie zu neuer Lebenskraft gefunden.

Die Steppe soll jubeln und blühen. Sie soll prächtig blühen wie eine Rose... sagt Jesaja. Wie eine Rose! Das Bild der Rose beschreibt in diesen Versen das neu aufblühende, prächtig sich entfaltende Leben. Das Erblühen der Rose ist auch in der Psychosynthese ein Bild, das für das Erwachen der Seele gerne benutzt wird. Warum gerade die Rose?

Das Erblühen der Rose

Es ist wie es ist, sagt die Liebe.
Erich Fried

Wie keine andere Blume hat die Rose die Geschichte der menschlichen Zivilisation begleitet. Sie findet sich in Europa, Asien und Afrika, wird in alten Pergamenten erwähnt, in ägyptischen Texten und auch in den heiligen Büchern Chinas. In der griechischen Mythologie wird sie Aphrodite, der Göttin der Liebe, zugeordnet, und nach römischer Legende ist die Rose dem Blut der Venus entsprungen, sie wird dort also ebenfalls der Göttin der Liebe und der Schönheit zugeschrieben. In einer mittelalterlichen Geschichte heißt es, im Garten Eden habe eine weiße Rose geblüht. Eva küsste sie – und sie errötete!

Auch in der christlichen Bilderwelt verkörpert die Rose mit ihrer Schönheit und ihrem Duft das Sinnbild der Liebe. Ihre Symbolik war zunächst der Marienverehrung zugeeignet. Erst im Mittelalter wurde sie dann auch mit Christus, mit Christi Wunden identifiziert.

In manchen Lexika der Symbole wird die Rose als ambivalent bezeichnet, weil sie irdische Sinnlichkeit ebenso verkörpert wie überirdische Vollkommenheit, leidenschaftliches Begehren ebenso wie reine Hingabe, weil sie die Dimension der Zeit ebenso umfasst wie jene der Ewigkeit. Wenn wir dies nicht als Ambivalenz, als widersprüchliche Aussage betrachten, sondern als ein Kontinuum, wie eine Farbskala, dann sehen wir, dass die Rose die Liebe in allen ihren Formen und Entwicklungsstufen zum Ausdruck bringen kann, beginnend bei ihrer körperlichen Ausdrucksweise mit Sinnenlust und leidenschaftlichem Begehren, über die Faszination und Verehrung der Schönheit bis hin zu einer Liebe der Selbstlosigkeit und Bedingungslosigkeit, einer Liebe in höchster Vollendung.

Ist es das, was die Rose so faszinierend macht? Ist es vielleicht gerade die Komplexität und Vielfältigkeit ihrer symbolischen Aussagekraft? Liegt es im Gestaltgeheimnis der Rose, die so vielerlei Bedeutungen in ein einziges Bild zu fassen vermag? Oder wie kommt es, dass sie in einer so umfassenden und allgegenwärtigen Weise zum Symbol geworden ist? Dass sie Bettwäsche ebenso wie Kirchen, Suppenteller ebenso wie Altäre schmücken kann, dass sie sich in Bauerngärten genauso gut macht wie in den Parkanlagen von Schlössern, dass sie Brautsträuße so gut schmückt wie Friedhofsmauern und dass sie in geflochtenen Kränzen über Wohnungstüren so passend erscheint wie in kunstvoll gestalteten Fenstern von Kathedralen?

Das mag damit zu tun haben, dass die Blume ganz eng mit den Geschicken der Menschheitsentwicklung verbunden ist, dass ihr Bild unserer Psyche zutiefst vertraut ist. Sie ist mit uns zusammen, auf gemeinsamem Weg das geworden, was wir und sie bis heute geworden sind. Vor tausenden von Jahren, als auch wir Menschen noch ganz andere waren als heute, hat die Rose wie eine einfache, fünfblättrige Wildblume ausgesehen. Eine lange Zeit der Kultivierung, der sorgfältigen Auswahl und Weitervermehrung haben die vielfältigen und üppigen Formen- und Farbenexemplare gestaltet, die wir heute kennen.

Ob schlichte Wildblume oder aber kunstvoll gestaltete, mit präzise angeordneten Blütenblättchen gefüllte üppige Zuchtrose, die Rosenblüte bildet immer ein natürliches Mandala, eine um eine Mitte geordnete Kreisform. Ingrid Riedel schreibt zur Symbolik des Mandalas: "Der Mensch kommt offenbar immer dann auf solche Symbole, wenn es ihm um das 'Ganze' geht; diesem Ganzen werden dann alle Einzelheiten – auch die sonst im Alltagsleben einander widersprechenden – zugeordnet, so dass Gefühl und Auge davon überzeugt werden, dass es eben doch eine Mitte und ein Zentrum gibt, in dem das Widersprüchliche und

Auseinanderstrebende zusammenfinden. Von solchen Figurationen geht eine sinnstiftende und versöhnende Wirkung aus." (1985, S. 100) Der Kreis gilt als Symbol des Himmels. "Mandalabilder wollen den einzelnen in den umfassenden Rhythmus des kosmischen Lebens einbeziehen und erleben lassen, dass es eine Mitte gibt, dass man sich nicht verliert und verirrt, sondern immer wieder zu diesem Zentrum kommen kann." (A.a.O., S. 104)

Wir haben bisher die Zwiebel verwendet, um ein Bild der vielschichtigen Ganzheit der menschlichen Persönlichkeit zu geben. In Mythen, Märchen und in der religiösen Bildersprache vieler Kulturen wird dafür gerne die Rose benutzt. Da sie aber so vielerlei Assoziationen im Innern aufruft, solche, die von Sinnlichkeit über Romantik bis hin zu mystischen Bedeutungen reichen, habe ich bisher lieber das alltägliche und schlichte Bild der Zwiebel gewählt. Die Rose aber kann in besonderer Weise die Entwicklungsbewegung verkörpern: Sie führt uns das Aufblühen, das Sich-Öffnen vor Augen. Die Dynamik der Entwicklung, der Prozess der Entfaltung wird uns sichtbar und vorstellbar, das Öffnen der Knospe, beginnend bei den umhüllenden grünen Kelchblättern, das Sichtbarwerden der Färbung der Blütenblätter und deren allmähliche Auffaltung, das langsame Sortieren und Anordnen der zahllosen Blütenblättchen nach ihrem jeweiligen Gestaltungsschema bis hin zur vollen Blütenpracht und das Darbieten ihrer Mitte, des bisher noch verborgen gebliebenen Zentrums, das sich schließlich ganz offen preisgibt und immer rückhaltloseren Duft verströmt. Den Duft, von dem Rosenliebhaber sagen, dass er die eigentliche Seele der Blume sei. So kann uns die Rose das Aufblühen der Persönlichkeit bis hin zum Erwachen der Seele nahe bringen.

Während die Rosenblüte sich öffnet, ordnet sie ihre Blütenblätter kreisförmig an. Die Öffnung einerseits und die Anordnung um die Mitte herum sind eine zusammengehörige Bewegung: Die Symbolik der Öffnung und der Ausdehnung setzt den Prozess der Differenzierung ins Bild, das Ausbauen der Vielschichtigkeit, der Vielfalt der Person. Mit der Differenzierung können aber auch Konflikt und innerer Unfriede, Zerstreuung und Aufspaltung Einzug halten, bis hin zur Gefahr des sich Verlierens und des Identitätsverlustes. Deshalb ist die Anordnung der Blütenblätter um eine Mitte herum so hilfreich und harmonisierend: Die Kreissymbolik unterstützt die Fähigkeit den psychischen Zusammenhalt zu bewahren. Sie kann sogar dabei helfen die psychische Ganzheit wiederzufinden, wenn sie verloren gegangen ist: "Im Kreis ist man im Sein..." (Riedel, S. 105) Das Öffnen und das Bewahren, das Sich-Entfalten und das Gehalten-Sein finden sich in organischer Weise zusammengefügt im Bild der Rose: Dort können wir erfahren, wie eines zum anderen ganz natürlich dazugehört.

Während wir betrachten, wie sich die Blüte der Rose um das innere Zentrum herum aufblättert und ordnet, können wir eine Ahnung davon bekommen, wie es uns gelingen kann, die verschiedenen Aspekte unserer Persönlichkeit nach und nach aufzufächern und in ein Ganzes zu fügen. Aspekte, die zunächst vielleicht widersprüchlich sind und sich in unserem Leben nicht recht miteinander vertragen wollen. Die Anstrengung, unser Denken, unseren rationalen Verstand mit unserem Fühlen, unseren oft sehr unlogischen Emotionen zu vereinbaren; die Schwierigkeit, unsere Wünsche mit unseren Werten und Idealen in Einklang zu bringen. Viele von uns kennen die Zerrissenheit zwischen Beruf und Familie, die so schwer zu versöhnen ist, oder jene zwischen materiellen Lebensnotwendigkeiten einerseits und geistigen Bedürfnissen andererseits. Je mehr es uns gelingt, ein zusammengehöriges Ganzes daraus zu formen, desto deutlicher wird auch die Mitte fühlbar, sichtbar, erkennbar. Desto klarer kann das wirkende Zentrum ausstrahlen, kann das Wesen sich ausdrücken, so wie die geöffnete Blüte ihren Duft verströmen kann. Deshalb wird in vielen Darstellungen, vor allem solchen religiöser Art, die offene Rose gezeigt als Symbol für die erwachte Seele.

Um aber den Prozess des seelischen Erwachens innerlich anzustoßen oder zu unterstützen, ist die dynamische Visualisierung des Erblühens von der geschlossenen Knospe bis zur voll entfalteten Blüte besonders wirksam: Assagiolis Übung zum Erblühen einer Rose.

Setzen Sie sich bequem und entspannt hin und lassen Sie sich zur Ruhe kommen.

Stellen Sie sich einen Rosenstrauch vor. Sehen Sie ihn ganz vor sich, von unten bis oben. Stellen Sie sich vor, dass Sie die Wurzeln erblicken können, wie sie sich tief in die dunkle Erde hinuntersenken. Aus dem Wurzelstock steigt die Pflanze empor, die Äste mit ihren Dornen und ihren Blättern verzweigen sich zum Strauch. Ganz oben erblicken Sie eine Rosenknospe, noch ganz geschlossen. Sie ist umhüllt von grünen Kelchblättchen, die die Blüte schützen und verbergen. Während Sie hinschauen, nehmen Sie wahr, dass die Blüte sich jetzt zu öffnen beginnt. Sehen Sie, wie die Kelchblätter sich langsam einrollen, eines nach dem anderen. Darunter werden die feinen, einander noch fest umfassenden Blütenblätter sichtbar. Welche Farbe haben sie?

Während Sie dem Öffnen der Blüte zuschauen, nehmen Sie wahr, wie sich ganz tief in Ihnen auch etwas zu öffnen beginnt. Fühlen Sie dieses Aufblühen? Fühlen Sie, wie es sich öffnet und der Sonne entgegen strebt?

Vor Ihren Augen entfaltet die Rose ein Blütenblättchen nach dem anderen und ordnet sie zu ihrem ganz eigenen rosenhaften Muster. Und während Sie weiter dem Aufblühen der Rose zuschauen, erleben Sie immer klarer, wie Sie selbst im Innern erblühen, wie Sie sich entfalten und zu Ihrer Blüte erwachen. Wenn die Blütenblätter sich öffnen, können Sie erahnen, dass ein Hauch von der Blüte aufsteigt, ein Duft. Riechen Sie ihn? Lassen Sie sich von ihm durchströmen...

Die Blüte ist jetzt ganz offen und bietet ihre Mitte, ihr inneres Zentrum Ihrem Blick dar. Während Sie hineinschauen, lassen Sie ganz allmählich aus diesem Zentrum der Rose heraus ein Bild entstehen, ein Symbol für die Qualität, für die besondere Kraft, die Ihre Seele jetzt entfalten, die sie zur Welt und ans Licht bringen will. Erlauben Sie diesem Bild ganz von selbst zu entstehen und sich vor Ihrem inneren Auge zu formen. Was ist es? Was löst es in Ihnen aus? Welche Qualität geht davon aus? Erlauben Sie sich, die Qualität des Symboles auf sich wirken zu lassen. Nehmen Sie sie in sich auf. Lassen Sie sich dafür alle Zeit, die Sie brauchen.

In einem Seminar zur Weiterbildung in Psychosynthese vertieften wir uns in die Rosenübung. Hier ist Adelheids Erfahrungsbericht: "Ich sah die Wurzeln des Rosenstocks, die sich weit und flach unter der Erdoberfläche langzogen. Eigentlich wurzelt eine Rose ja eher tief, aber bei mir war das anders. Ich wollte lieber tiefe Wurzeln sehen, aber das war beim besten Willen nicht hinzukriegen! Der Stamm des Rosenstockes war dunkel und hatte in gewissen Abständen immer wieder so Art Ringe – mehr so Jahresringe, fand ich. Dornen sah ich keine. Der Stamm war ziemlich lang und trug regelrecht einen Strauß voller rosafarbener Rosen. Viele waren aufgeblüht, aber ich fand dazwischen leicht eine völlig geschlossene Knospe. Sie war an einem leicht gebogenen, recht dünnen Stil und noch richtig fest zu. Ich spürte diese geschlossene, dichte Festigkeit. Die grünen Kelchblätter umschlossen die Knospe nicht ganz, sondern ich sah die rosa Knospe, die aus den Blättern herauskam. Ganz langsam öffnete sie sich. Ihre Blätter – und ich spüre noch jetzt eine richtige Freude – strotzten irgendwie voller Kraft und Frische. Sie schimmerten samtig, und ich konnte dieses Samtene richtig spüren. Ich sah auch etwas Tau, so fein wie Nieseltropfen. Die äußeren Blätter krüllten sich ein wenig nach außen. Ganz langsam entfaltete sich die Rose immer mehr, bis sie voll aufgeblüht war. Das sah ich nicht nur, ich fühlte es in meinem Körper und glaubte auch, es zu riechen. In mir wurde es immer weiter – ich blühte innerlich auf! Dann sollten wir ein Symbol auftauchen lassen und ich sah ein goldenes Hufeisen mit schwarzen Punkten – Löcher für die Nägel? Ich ärgerte mich ein bisschen, denn dieses Symbol sehe ich immer wieder, aber so vom Glück verwöhnt fühle ich mich nun wirklich nicht. Dann nahm ich die aufgeblühte Rose mit dem Hufeisen in mein Herz. Ich fühlte eine riesige Freude im ganzen Körper. Eine tiefe Freude."

Adelheid schrieb mir, was sich nach diesem Erlebnis der Rosenübung ereignete. Etwa zwei Wochen nach dem Seminar saß sie in ihrer morgendlichen Besinnungszeit. "Mir drängte sich das Bild des Rosenstocks auf. Ich ging ihm nach. Ich sah einen gelben Rosenstock – wunderschön, voller aufgegangener Blüten. Ich sah die Verzweigung der Wurzeln und den langen, hohen Stamm mit einigen Dornen. Dann sah ich Äste, die voller schwerer, aufgeblühter Rosen waren. Ich konzentrierte mich auf eine Knospe weiter oben und stellte fest, dass sie sich nur ganz langsam und voller Widerstand öffnete. Ich spürte die Ermunterung der anderen Rosen. Sie ermunterten diese Blüte, sich zu öffnen. Als sie das ganz langsam tat, kam mir der Satz in den Kopf: 'Tut mir auch keiner weh?' Dabei rollten mir die Tränen nur so über's Gesicht. Dann öffnete sich die Rosenblüte ganz langsam. Ich fühlte die Unsicherheit, als ob sich die Blume nach allen Seiten umschauen würde, um sich abzusichern." Einige Tage später kam Adelheid morgens wieder der Rosenstock in den Sinn und sie wandte sich erneut der Übung zu. "Es waren rosa Blüten wie beim ersten Mal, aber ich wusste irgendwie nicht, wo ich den Rosenstock hinstellen sollte. Keiner der mir bekannten und vertrauten Plätze passte. Ich wurde ganz tüddelig. Ich weiß letztlich nicht mehr, wo er dann zum Stehen kam, in welcher Umgebung. Jedenfalls sah ich ihn, war sofort oben bei der Krone und suchte und suchte nach einer Knospe. Ich hatte das Gefühl, dass die gesamte Krone kippte und umfallen wollte. Ich versuchte immer wieder, sie fest auf den Stamm zu setzen, aber sie drängte danach, abzufallen. Schließlich musste ich ziemlich verzweifelt aufgeben und zusehen, wie die Krone vom Stamm abbrach und herunterfiel. Mein Rosenstock war hin! Ich schaute suchend und mit den Blicken stochernd auf den Boden, sah einige Blätter und so eine Art Wurzelstumpf im Boden. Und dann – auf einmal! – formte sich aus dem Boden ein neuer, junger Rosenstock. Ganz langsam, aber zielstrebig, kam er aus dem Boden hervor. Ich starrte auf dieses 'Wunder' und konnte es gar nicht fassen. Es entstand wirklich ein neuer, junger Rosenstock. Diesmal sah ich tiefe Wurzeln, am Stamm ein oder zwei Jahresringe und auch einige Dornen. Und ich sah die Krone: Sie war kleiner als die andere es gewesen war, sie war nicht so schwer, und die Stile, die die Blüten trugen, standen leicht geschwungen nach oben, sie fielen nicht nach unten. Und mir kam der Satz in den Kopf: 'die neue Adelheid'. Ich schaute diesen neuen Rosenstock lange an und prägte mir dieses Gefühl, das mit dem Satz 'die neue Adelheid' verbunden war, immer wieder ein. Es war – und ist – ein Gefühl von Hoffnung und Erleichterung. Es ist wie ein tiefes Durchatmen, verbunden mit dem Wörtchen 'endlich...!' Als ob sich dahinter etwas Stabiles, etwas Ruhiges verbirgt. Und das Gefühl: Ich habe es geschafft. Endlich!! Mir kam auch der Satz: Ich bin frei." Wiederum zehn Tage später notiert sie in ihr Tagebuch: "Ich bin noch immer in dem Gefühl 'die neue Adelheid'."

Die neue Adelheid: In der Unendlichen Geschichte kommt Bastian gegen Ende seiner Abenteuer in Phantásien, nachdem er das Nebelmeer überquert hat, in ein Land voller Rosen. Inmitten von Rosenwäldern in allen Farben findet er das "Änderhaus". Er wird dort freundlich willkommen geheißen: "Ob du gut warst oder schlecht, wie du bist, so bist du recht, denn dein Weg war weit." Das Änderhaus heißt so, "weil es auch den ändert, der darin wohnt". Bastian wollte zwar bisher "immer ein anderer sein als er war, aber er wollte sich nicht ändern". Im Änderhaus kann Bastian sich endlich eingestehen, was er falsch gemacht hat, hier stellt er sich der Verantwortung für sein Handeln. Er beginnt, sich zu ändern. Andere Wichtigkeiten werden in ihm lebendig, andere Werte beginnen sich in ihm zu regen: Seine alten Wünsche nach Ruhm, Macht und Überlegenheit verblassen und so kann er sich seinem "Wahren Willen" nähern, seinem tieferen Willen, dem Willen der Seele. Er muss, so heißt es in der Unendlichen Geschichte, seinen Wahren Willen finden, um nicht verloren zu gehen in Phantásiens Abenteuern, um Größe und Macht, um den Weg zurück zu finden, zurück zur Welt der Menschen. An diesem Ort, im rosenumwachsenen Änderhaus, erwacht ein neuer Wunsch, eine neue Sehnsucht in ihm: die Sehnsucht, selbst lieben zu können. Damit hat Bastian schließlich seinen Wahren Willen gefunden.

Auch Udo hat die Anregung für die Rosenübung aus einem Weiterbildungs-Seminar: "Als ich diese Übung in einem Psychosynthese-Grundkurs vor 12 Jahren machte, blieb sie mir nicht in Erinnerung. Ich fand damals keinen richtigen Zugang dazu. Als ich aber jetzt die Übung wieder erlebt habe, geschah etwas Wundervolles. Als es in der Übungsanleitung hieß: '...dass jetzt auch etwas in mir aufgehen könnte', da geschah genau das bei mir. Etwas ging tatsächlich auf. Dieses Aufgehen ist schwer zu beschreiben, es war ein sehr subtiles Erleben. Es war, als wollte in mir, in meinem Brustbereich sich etwas öffnen. Das hatte etwas Erleichterndes. Nicht so, wie wenn dir ein Stein vom Herzen fällt. Etwa so ähnlich, nur ohne Stein. Wie eine grundlose Erleichterung? Wie eine Erkenntnis, nur nicht im Kopf, im Denken. Sondern wie ein Knoten, der sich löst. Diese Wahrnehmung war nur kurz, fast flüchtig. Trotzdem ist mir der Eindruck in lebendiger Erinnerung geblieben. Es entstand unmittelbar der Wunsch, diese Übung, genauer gesagt, dieses Erleben zu wiederholen. Es schien fast so, als habe die Übung eine Sehnsucht geweckt."

Die Rosenübung vertieft sich, wenn sie eine Zeit lang immer wieder gemacht wird. Als einmaliges Erleben kann sie eindrucksvoll sein oder auch nicht – wie bei Udos erster Begegnung mit ihr. Aber eine Weile lang geübt, kann sie einen tiefen inneren Prozess in Gang setzen, der, wie Assagioli sagt, manchmal "in keinem Verhältnis zur Einfachheit der Übung" steht. (1988, S. 243)

Ich möchte Ihnen noch eine Variante der Rosenübung vorstellen, die von Gertraud Reichert (1991) entwickelt wurde. Diese Variante eignet sich vor allem für Situationen oder Zeiten, in denen die lang anhaltende Konzentration auf innere Bilder und das Hineinfühlen in den Körper nicht gelingen wollen. Diese Art der Übung ermöglicht es trotzdem, das Erleben einer inneren Öffnung zu erfahren.

Für diese Übung benötigen Sie ein Tuch aus Seide oder Chiffon oder auch feiner Baumwolle, ein Tuch, dessen Gewebe sich gut anfühlt und an dessen Farbe und Muster Sie sich erfreuen können.

> Setzen Sie sich bequem und entspannt hin. Nehmen Sie das Tuch in Ihre Hand, so, dass es möglichst in Ihrer Faust verschwindet. Halten Sie die Faust fest geschlossen.
>
> Stellen Sie sich jetzt vor, Sie erblicken einen Rosenstock. Sie sehen den Wurzelballen vor sich, die Stängel, die Blätter und dann fällt Ihre Aufmerksamkeit auf eine Knospe, die noch ganz geschlossen ist, umfangen von den grünen Kelchblättern. Spüren Sie diese Geschlossenheit in Ihrer Hand, fühlen Sie, wie Sie das Tuch fest umfangen halten, genau so wie die Kelchblätter die Blüte der Rose. Fühlen Sie die zarte und doch geballte Kraft der Knospe, wie sie aufbrechen und sich entfalten will. Erlauben Sie Ihren Fingern, sich allmählich zu entspannen, sich zu öffnen, fühlen Sie, wie die Blüte in Ihrer Hand sich ausdehnt und sich Raum nimmt in dem Maß, wie Sie ihr Raum geben. Und während Sie diese Öffnung Ihrer Hand erleben, nehmen Sie wahr, wie sich auch in Ihnen ein Raum öffnet, wie Ihr Inneres sich entfalten kann.
>
> Jetzt liegt sie ganz offen da, diese Blüte in Ihrer Hand. Nehmen Sie beides wahr: das Geöffnet-Sein und das Gehalten-Sein. Verweilen Sie bei dem entfalteten Blütentuch in Ihrer Hand so lange es Ihnen gut tut, dann legen Sie es vor sich hin. Nehmen Sie noch einige Augenblicke, um dem Erleben nachzuspüren, nachzusinnen...

Wenn wir den Rosenstrauch als Bild nehmen, können wir daraus auch die Vorstellung gewinnen, dass das Erwachen der Seele nicht unbedingt als einmaliges Erlebnis zu verstehen ist, als einschneidendes Ereignis, nach dem "die Erleuchtung" kommt, eine weit verbreitete Vorstellung. Wenn wir uns den Rosenstrauch vorstellen, sehen wir vor uns, wie sich stattdessen Blüte um Blüte öffnet, eine nach der anderen, vielleicht – je nach Rosensorte! – einen ganzen Sommer lang, und viele Rosenarten haben noch einmal eine üppige Blütezeit im Herbst. Im Winter ruht die Pflanze und hat ihre Säfte zurückgezogen, um im nächsten Jahr mit um so größerer Kraft ihre Blütenpracht neu zu entfalten...

“In der Gegenwart – für die Zukunft”

Im Angesicht der Ewigkeit
aus der Vergangenheit
in der Gegenwart
für die Zukunft.
Roberto Assagioli

Unter all den anderen erstaunlichen Vorkommnissen geht es in der Fortsetzung von “Alice im Wunderland”, in der Geschichte von “Alice hinter den Spiegeln”, auch darum, rückwärts in der Zeit zu leben. Während Alice das verwirrend findet, hält die weiße Königin ein Gedächtnis, das nichts erinnern kann, bevor es geschieht, für äußerst dürftig! Sie kann sich beispielsweise an Verschiedenes erinnern, das übernächste Woche geschah: Gerade jetzt sitzt der königliche Läufer seine Strafe im Kerker ab, der Prozess wird nächsten Mittwoch sein und ganz am Schluss kommt erst das Verbrechen. Alice findet diese Vorstellung empörend und verwickelt die Königin in einen Disput über die Frage, ob etwas bestraft werden kann, bevor es überhaupt begangen wurde. Sie selbst bestreitet das, während die Königin es um so besser findet! Als die Königin aufschreit und ihr Finger zu bluten beginnt, fragt Alice sie, ob sie sich in den Finger gestochen habe? Die Königin antwortet ihr, dass es noch nicht ganz soweit sei, aber gleich! Gleich würde sie sich an ihrer Brosche stechen. “Seht Euch vor!” ruft Alice, aber es nützt nichts, schon sticht die Nadel in den Finger und Alice hält sich die Ohren zu in Erwartung eines neuerlichen, lauten Aufschreis. Aber die Königin lächelt nur. Warum sie denn nun nicht schreie? Die Königin antwortet: “Aber mit dem Schreien bin ich doch schon fertig... Wozu noch einmal von vorne anfangen?”

Das Motiv des Gedächtnisses, das in die Zukunft reicht, kommt auch in “Momo” vor. Dort ist es die Schildkröte Kassiopeia, die eine halbe Stunde weit in die Zukunft schauen kann.

Ebenso wie die Weiße Königin kann sie nichts daran ändern. Trotzdem ist der Zukunftsblick von Bedeutung: Mithilfe ihres zukünftigen Wissens kann Kassiopeia der kleinen Momo auf ihren gefährlichen Wegen hilfreich beiseite stehen. Während die Zukunftsschau bei Alice spielerischer Art ist, auf heiter-nachdenkliche Weise die Phantasie beflügelt, ist Kassiopeias Zukunftsschau tiefgründiger. Der Verlauf der Geschichte Momos und ihr guter Ausgang beruhen auf eben dieser Fähigkeit der weisen Schildkröte, sie hat einen ganz wesentlichen Anteil an der Befreiung der Stundenblumen, an der Befreiung der Menschen vom Terror der grauen Zeitdiebe. Eben weil sie die Zukunft wenigstens ein Stück weit voraussehen kann, kann sie Momo Mut zusprechen, das zu tun, was getan werden muss.

Der Wunsch, in die Zukunft schauen zu können, ist weit verbreitet, und die Menschen bedienen sich der verschiedensten Mittel, um diesen Wunsch zu verwirklichen. Aber wenn wir einmal das Hellsehen, das Kartenlegen, das Handlesen und ähnliches beiseite lassen, ist es denn nicht so, dass wir alle ein wenig in die Zukunft schauen können?

Im Angesicht der Ewigkeit, aus der Vergangenheit, in der Gegenwart, für die Zukunft, sagt Roberto Assagioli. Für die Zukunft! Wie sollen wir für die Zukunft handeln, wenn wir nicht zumindestens eine Ahnung von ihr in uns tragen? Vielleicht ist die Weiße Königin gar nicht so seltsam wie sie uns erscheint? Während wir über sie lächeln, lebt sie doch vielleicht auch in uns? Wie oft sagen wir im Nachhinein: "Ich habe es doch gewusst, dass es so kommen würde!" Und doch haben wir ebenso wenig wie sie etwas daran zu ändern vermocht.

Assagioli plädiert nicht für eine Zukunftsschau. Er redet davon, in der Gegenwart für die Zukunft zu handeln. Antoine de Saint-Exupéry sagt sogar ausdrücklich: "Die Zukunft soll man nicht voraussehen wollen, sondern möglich machen." Wenn wir für die Zukunft handeln, wenn wir sie möglich machen wollen, müssen wir uns mit dem Willen befassen.

Die Entdeckung des Willens

Bastian blickte lange die beiden Schlangen an,
die helle und die dunkle, die einander
in den Schwanz bissen und ein Oval bildeten.
Dann drehte er das Medaillon um und fand
zu seiner Verwunderung auf der Rückseite eine Inschrift...
TU WAS DU WILLST.
Michael Ende, Die unendliche Geschichte

Haben Sie schon einmal über Ihren Willen nachgedacht? Was halten Sie davon? Glauben Sie, dass Sie willensstark sind, oder halten Sie sich eher für willensschwach? Tun Sie meist das, was Sie wollen, oder lassen Sie sich leicht von anderen oder von den Umständen beeinflussen?

Steht Ihnen Ihr Wille zur Verfügung, oder schwindet er dahin, wenn Sie ihn eigentlich bräuchten? Glauben Sie, dass der Wille eine hilfreiche Kraft ist, um Ihre Ziele erreichen zu können, oder bringt es Sie eher in Widerstreit mit Ihren Gefühlen und Ihren Wünschen, wenn Sie an den Willen denken? Ist Ihnen bewusst, dass Sie mit Hilfe Ihres Willens Ihre Zukunft gestalten, dass Ihr Wille in nicht unerheblichem Maße dazu beitragen kann, wie Ihre eigene Zukunft aussehen wird?

Der Wille ist die Kraft der Manifestation. Der Wille ist die "Zukunftsfunktion".

Erinnern Sie sich noch an unser Bild der Zwiebel? Die psychische Organisation des Menschen weist eine Lücke auf, die die Zwiebel nicht hat. Die Zwiebel trägt ihren Wachstumsbauplan fix und fertig in sich. Auch die Tiere haben keine solche Lücke, ihr Verhalten ist instinktgesteuert. Wir Menschen müssen und können diese Lücke mit unserem Willen schließen. Was übrigens nicht unbedingt heißt, dass wir uns dessen bewusst sind. Oder denken Sie bei jeder Lebensentscheidung daran, dass sie wirken wird, dass sie Zukunft schafft? Denn das geschieht tatsächlich mit jeder noch so kleinen, "unbedeutenden" Entscheidung: Sie hat eine vielleicht winzige, vielleicht aber auch eine sehr gewichtige Wirkung darauf, wie Ihr weiteres Leben aussehen wird.

Warum aber sind wir uns dann dieser zukunftsschaffenden Kraft des Willens so wenig bewusst, warum schätzen wir den Willen nicht höher und achten nicht sorgsamer darauf, dass die Willensentwicklung gefördert wird? Warum fördern wir nicht wirkliche Autonomie, also die Entwicklung eines freien und wirksamen Willens?

Die Verletzungen unseres Willens haben in der Kindheit begonnen. Wir alle sind in irgendeiner Weise in unserem Willen geschwächt, verzerrt und überformt worden, mancher Wille wurde sogar gebrochen, bis tief in den innersten Kern hinein. Dass sich viele und meist auch unübersehbare Dramen um die Willensfrage in der Trotzphase abspielen, in einer Zeit großer Herausforderung für Eltern und Kind, ist weithin bekannt. Die psychologische Forschung hat sich inzwischen aber noch viel früheren, subtileren Phasen der Kindheitsentwicklung zugewandt und Methoden gefunden, die es erlauben, auch diese vorsprachliche Zeit zu erkunden und zu verstehen.

In diesen Forschungen hat sich gezeigt, dass die Willensentwicklung tatsächlich schon sehr früh gefördert oder aber behindert werden kann. Ein Säugling braucht zunächst für seine Entwicklung eine ruhige Umgebung. Sorgsam muss er vor Reizüberflutung geschützt werden, damit er sich nicht abschotten muss. So kann das Baby seine eigene innere Bereitschaft ausbilden, auf äußere Reize zu reagieren und kann Interesse und Zuwendung für seine Umgebung aufbringen; es kann sich dann aus sich selbst heraus aktiv und intensiv seiner Umwelt zuwenden. Nun stellen Sie sich aber unsere heutige Umwelt vor: Reizüberflutung ist allgegenwärtig für das Kind. Äußere Reize sind beispielsweise Geräusche und Licht, schnelle Bewegungen oder plötzliche Veränderungen. Denken Sie an all die laufenden Radios und Fernseher, an den Großstadtlärm, die Supermarktatmosphäre, an Autofahrten und Flugreisen – stellen Sie sich unsere gesamte heutige schnelle, laute und übersteigerte Welt vor.

Reizüberflutung ist ja auch allgegenwärtig für die Eltern! Und da Mutter und Vater als eigentliche "Umgebung" des Babys gesehen werden können, ist ihre psychische Verfassung die wesentlichste "Umweltbedingung" für das Kind überhaupt. Wenn die Eltern anstatt Ruhe, Besänftigung und Sicherheit auszustrahlen, Stress, Gereiztheit und Nervosität vermitteln, wird das Kind starken Reizen ausgesetzt. Das kann ein traumatisches Erleben sein. In einer Kurzfassung lautet die Definition von Trauma nämlich: zu viel, zu schnell, zu plötzlich! Dann wird der Organismus überfordert und schaltet ab – Kurzschluss! Die Leitungen brechen zusammen, das Interesse für die Umwelt wird aufgegeben, die Muskeln erschlaffen, das Empfinden von Hilflosigkeit und Ohnmacht breitet sich aus. Damit das nicht geschieht, ist das Baby auf Personen angewiesen, die sich in es einfühlen und es vor solcher Überforderung schützen können.

Das Baby benötigt aber noch mehr als nur Schutz. Es benötigt eine Mutter, einen Vater, die sich in seine Bedürfnisse einfühlen können. Reagiert die Mutter auf die Bedürfnisse des Kindes, dann kann das Baby empfinden, dass es durch seine Äußerungen etwas bewirken kann, dass sein Wünschen und Wollen etwas auslöst. So wird das Interesse des Kindes an der Welt gestärkt und die Erfahrung von Austausch mit der Umwelt aufgebaut. Beispielsweise versuchen Babys durch Mundbewegungen die Mutter zurückzuholen, also eine Wirkung auf ihre Umwelt auszuüben. Gelingt das, kann sich das Baby als verbunden mit seiner Umgebung erleben. Wenn der Säugling das Gefühl entwickelt, dass er selbst etwas in Gang bringen kann, ist das der Beginn einer Willenserfahrung.

Dagegen wird das Kind apathisch, wenn die Eltern nicht adäquat auf seine Bedürfnisse eingehen, wenn sie seine Gefühlswelt übergehen und es kein angemessenes Echo auf seine Lebensäußerungen erhält. Stellen Sie sich zum Beispiel einen Säugling vor, der schreit, weil er die wärmende Nähe des mütterlichen Körpers sucht, den beruhigenden Klang des vertrauten Herzschlages, die feste Sicherheit der haltenden Arme: lebendigen, atmenden menschlichen Kontakt. Wie oft geschieht es, dass das Baby dann mit dem Schnuller oder einem Spielzeug abgelenkt wird! Dann wird nicht sein Bedürfnis beantwortet, sondern statt dessen das Bedürfnis der Eltern nach Ruhe. Wenn dies häufig geschieht, bringt das Baby seine Affekte allmählich zum Erlöschen, seine Muskeln werden schlaff, es versucht, den Wünschen der Eltern zu entsprechen, damit es seine ohnmächtige Hilflosigkeit nicht länger fühlen muss; die Hilflosigkeit, die aus dem Erleben erwächst, dass seine innersten vitalen Bedürfnisse unbeantwortet bleiben. Wenn das Kind die gelingende Verbindung zu seiner Umwelt nicht erleben kann, fällt es in ein Empfinden von Isolation. Das hervorkeimende zarte Willenspflänzchen findet dann keine nährende Erde, kein Wasser, kein Sonnenlicht und zieht sich wieder zurück. Der tiefe, noch ganz unbewusste Willensimpuls, der sich aus dem Sein des Kindes heraus entfalten möchte, ist in Gefahr zu verdorren und zu verkümmern und bildet sich nicht in seiner eigentlichen Kraft aus. Das wird im Verlauf der Entwicklung eine Reihe weiterer Gefühlszustände nach sich ziehen: "Wenn der Wille fehlt, besetzen Angst, Depression, Groll und Verwirrung jenen 'Bereich' in unserer Psyche, der dem Willen bestimmt ist." (Ferrucci 1986, S. 102)

Dagegen ist die Entdeckung des Willens, die Erfahrung, Verursacher von etwas zu sein, etwas sehr Belebendes. Die "Willens-Muskeln" entwickeln sich dann, wenn der Austausch zwischen dem Kind und seiner Umgebung ausreichend stimmt, wenn ein wirklicher, ein gelingender Austausch stattfindet, so dass im Baby das Empfinden gestärkt wird, dass es selbst etwas bewirken kann. Das Erleben, Ursache von Geschehnissen in der äußeren und in der inneren Welt zu sein, lässt die Willens-Muskeln wachsen. Bei Säuglingen, so haben Forschungen gezeigt, reagieren die Muskeln ganz direkt darauf: Sie bekommen Tonus und Kraft, wenn der Austausch mit der Umwelt funktioniert. Das Baby strampelt dann und wedelt mit seinen Ärmchen, die Augen richten sich aus und das ganze kleine Wesen zeigt uns, dass es von Wonne und vitaler Kraft durchströmt wird. Eine

Wonne, die aus dem Erleben erwächst, "die Welt bewegen zu können". Wenn das Baby erlebt, dass es durch das Ausdrücken seiner Befindlichkeit etwas bewirkt, wenn es die Geschehnisse mitlenken und mitbestimmen kann, wenn es dadurch seine Verbundenheit mit seiner Umgebung empfindet, wird es wach und lebendig. Arno Gruen spricht von "der Möglichkeit, etwas aus dem eigenen Sein zu erzeugen" (1986, S. 21) und meint damit zum Beispiel die Erfahrung des Säuglings, dass sein Rufen die Mutter herbeibringen kann; die Erfahrung, dass sein Ruf beantwortet wird; die Erfahrung, in Verbindung und Kontakt, in lebendigem, beseeltem Austausch mit der Welt zu sein. Die Erfahrung, am rechten Platz im Getriebe der Welt zu sein, angeschlossen zu sein, eingebunden in das Geschehen der Welt. So entsteht Vertrauen in das eigene Selbst ebenso wie Vertrauen in das größere Ganze.

Dieser subtile Austauschprozess ist jedoch vielerlei Störungen ausgesetzt. Eine immer noch weit verbreitete Meinung besagt beispielsweise, dass man Säuglinge schreien lassen müsse, weil sie sonst zu kleinen Tyrannen werden, die alles um sich herum bestimmen wollen. Es ist wohl eher umgekehrt. Ein Machtwille, der die Umgebung beherrschen will, wird viel eher dann ausgebildet, wenn das Kind die Erfahrung macht, dass seine Bedürfnisse nicht freiwillig beantwortet werden. Dann lernt es zu Machtmitteln zu greifen, um dies zu erreichen. Andere Störungsauslöser liegen zum Beispiel im Stress begründet, dem heutige Mütter und Väter ausgesetzt sind oder auch darin, dass die Elternpersonen selbst in ihrem eigenen Willen verletzt wurden, und so die Willensäußerungen ihrer Kinder nicht ertragen oder nicht verstehen. Sie können dann die Willensentwicklung ihrer Kinder nicht ausreichend fördern.

Wenn auch die psychologische Forschung erst allmählich die subtilen Wege der Willensentwicklung zu entschlüsseln vermag, brauchen wir uns nicht darüber zu wundern, dass die Willenskraft im Erwachsenenalter so selten wirklich frei verfügbar ist. Deshalb sagt Roberto Assagioli, dass der Wille überhaupt erst einmal gefunden und erfahren und anschließend gestärkt und entwickelt werden muss. Die Entdeckung des Willens geht allem weiteren voraus.

> Denken Sie an eine Situation in Ihrem Leben, in der Sie eine Entscheidung getroffen haben. Das kann eine große oder auch eine kleine Angelegenheit gewesen sein. Sie haben eine Entscheidung getroffen und diese in die Tat umgesetzt. Stellen Sie sich diese Situation so lebhaft vor, wie Sie können. – Wie haben Sie sich gefühlt danach? Wie hat sich diese Willenstat auf Ihre Befindlichkeit ausgewirkt? – Lassen Sie sich Zeit dafür, dem nachzuspüren.
>
> Jetzt suchen Sie bitte in Ihrer Erinnerung nach einer Gelegenheit, bei der Sie ebenfalls eine Entscheidung getroffen haben – und dann haben Sie es nicht getan. Vielleicht haben Sie den Mut verloren, oder es schien Ihnen auf einmal zu mühsam, oder sie haben es einfach nur verschlampt. – Wie haben Sie danach gefühlt? Wie hat sich das Unterlassen Ihrer Willenstat auf Ihre Befindlichkeit ausgewirkt? –
> Lassen Sie sich auch dies erspüren.

Assagioli spricht das Paradox an, mit dem wir es zu tun haben: Wie sollen wir den Willen aufbringen, unseren Willen zu entwickeln, wenn wir ihn nicht haben? Um aus diesem Paradox heraus zu finden, sagt Assagioli, dass der Wille zuerst entdeckt werden muss. Diese Entdeckung des eigenen Willens, mag er vielleicht beim einen schwach und verletzt, bei einem anderen dagegen übersteigert und eigensinnig sein, beschreibt Assagioli als eine Offenbarung. Häufig sind es Zeiten von Krisen, die eine Willenserfahrung auslösen: "Wenn Gefahr uns zu lähmen droht, steigt plötzlich aus den geheimnisvollen Tiefen unseres Seins eine unerwartete Stärke auf (...). Die Entdeckung des Willens in uns selbst und noch mehr die Erkenntnis, dass Selbst und Wille eng miteinander verbunden sind, mag eine wirkliche

Offenbarung sein, die die Selbstwahrnehmung eines Menschen und seine ganze Einstellung zu sich selbst, zu anderen Menschen und zur Welt oft radikal ändern kann. Er versteht, dass er ein 'lebendiges Subjekt' ist, das mit der Kraft ausgestattet ist, zu wählen, sich in Beziehung zu setzen und Veränderungen in seiner eigenen Persönlichkeit, in anderen und in Umständen zustandezubringen. Diese vergrößerte Bewusstheit, dieses 'Erwachen', und diese Vision neuer, unbegrenzter Möglichkeiten für eine innere Erweiterung und für äußeres Handeln geben ein neues Gefühl des Vertrauens, der Sicherheit, der Freude – ein Gefühl der 'Ganzheit'." (Assagioli 1982, S. 17f)

> Denken Sie an ein Ziel, das Sie jetzt gerade in Ihrem Leben haben, etwas das Ihnen wirklich wichtig ist. Stellen Sie sich vor, dass Sie dieses Ziel erreicht haben. Lassen Sie sich Zeit, sich wirklich in diese Vorstellung hinein zu begeben: Wie erleben Sie sich, wenn Sie an Ihrem Ziel angekommen sind? Wie fühlen Sie sich? Was geht in Ihnen vor? – Lassen Sie sich Zeit, das wirklich zu erleben.

Willensaspekte: Auch Märchenprinzen müssen lernen

Der Wille muss entwickelt werden, verankert,
neu ausgerichtet und vor allem benutzt.
Roberto Assagioli

In der Sicht der Psychosynthese wird der Wille als Funktion gesehen, die dem tiefen Kern des Menschseins, dem, was wir das Selbst nennen, am allernächsten liegt. Der Wille ist die Kraft, die die Persönlichkeit zu integrieren vermag: "Die wahre Funktion des Willens liegt nicht im Handeln gegen die Persönlichkeitstriebe, um die Erfüllung bestimmter Zwecke zu erzwingen. Der Wille hat eine leitende und regulierende Funktion; er gleicht aus und benutzt auf konstruktive Weise alle anderen Tätigkeiten und

Energien des Menschen, ohne irgendeine von diesen zu unterdrücken." (Assagioli 1982, S. 19) Wenn wir uns die Rosenblüte als Modell vorstellen, dient der Wille als Vermittler des Zentrums hin zu den Blütenblättern. Ohne Willen gibt es keinen Selbstausdruck. Ein Wille, der aus dem Gleichgewicht geraten ist, dient nur einzelnen Blütenblättchen und lässt die anderen verkümmern. Der Wahre Wille aber steht im Dienste der Ganzheit.

Das heißt aber nicht etwa, dass der Wille von allem Anfang an seinen Platz in dieser zentralen Position eingenommen hätte. Er schweift zunächst noch herum: Der Prinz sitzt noch nicht auf seinem Thron. Bevor er diesen einnehmen kann, muss er zuerst durch die Lande ziehen, um Kraft und Mut, Klugheit und Weltgewandtheit und schließlich auch Liebesfähigkeit und Güte zu gewinnen. Im Märchen vom Dornröschen gibt es viele Prinzen, die an der Dornenhecke scheitern. Sie haben ihre Fähigkeiten und Kräfte noch nicht ausreichend ausgebildet, um die gestellte Aufgabe bewältigen zu können. Nur der Prinz, der in der Lage ist, die Dornenhecke zu überwinden, kann dann auf die Prinzessin treffen. In Liebe zu ihr entflammt, erweckt er sie aus ihrem Betäubungsschlaf und die Hochzeit kann stattfinden. Als Prinzgemahl kann er jetzt seinen zentralen Platz einnehmen und von hier aus die Regierungsgeschäfte im Lande führen: "Durch den Willen wirkt das Ich auf die anderen psychologischen Funktionen ein." (Assagioli 1982, S. 21)

Die wahre Funktion des Willens liegt nicht darin, etwas zu erzwingen, sagt Assagioli. Aber – so erzählt es auch die Unendliche Geschichte – der wahre Wille muss erst noch gefunden werden. Bis dahin tun viele von uns tun sich schwer mit dem Willen. Wir haben ihn vielleicht als Zwang erlebt. Ein Wille, der zwingt, ist aber ein verzerrter Wille, der nicht im Gleichgewicht ist, sondern einen seiner Aspekte in übersteigerter Weise ausgebildet hat. Bei einem Willen, der mit Zwang operiert, hat der starke Wille Übergewicht bekommen. Das ist aber nur einer von insgesamt vier Aspekten, die Roberto Assagioli nennt: starker, geschickter, guter und transpersonaler Wille.

Auch im Kleinen Prinzen wird der Wille zunächst mit Zwang in Verbindung gebracht: " 'Es ist eine Frage der Disziplin', sagte mir später der Kleine Prinz. 'Wenn man seine Morgentoilette beendet hat, muss man sich ebenso sorgfältig an die Toilette des Planeten machen. Man muss sich regelmäßig dazu zwingen, die Sprösslinge des Affenbrotbaumes auszureißen, sobald man sie von den Rosensträuchern unterscheiden kann, denen sie in der Jugend sehr ähnlich sehen. Das ist eine zwar langweilige, aber leichte Arbeit.' "

Die Disziplin gehört zum Kraftaspekt, zur Stärke, zur Tatkraft des Willens. Dessen Ausbildung ist aber nur die erste der Lernaufgaben auf der Entwicklungsreise des Prinzen. So mancher Prinz bleibt dabei stehen und glaubt, nun habe er schon alles, was er brauche. Seine zweite Aufgabe ist die Ausbildung eines geschickten Willens, eines Willens, der auf kluge, weltgewandte Weise die erworbene Kraft einsetzen kann. Wenn man den starken Willen als Muskelkraft des Willens sieht, ist der geschickte Wille sein Verstand. Auch damit geben sich manche Prinzen zufrieden, Kraft und Geschicklichkeit scheinen ausreichend zu sein zur Lebensbewältigung. Dem ist aber nicht so: Erst wenn auch der gute Wille dazugewonnen wurde, ist eine Ausgewogenheit erlangt worden, die den Willen in die Mitte bringen, ihn zentrieren kann: Der gute Wille ist das Herz des Willens, das ihn zu menschlicher Lebendigkeit erweckt. Er erwächst nicht – wie wir vielleicht denken – aus der moralischen Forderung eines Über-Ich, das mit Schuldgefühlen droht, wenn ihm nicht Folge geleistet wird. Der gute Wille erwächst aus tiefer Herzenseinsicht, aus dem Wunsch, sich selbst und anderen keinen Schaden zuzufügen. Der gute Wille ist der Wille, der für das Leben eintritt.

Warum der Kleine Prinz seinen Planeten verlässt, wird in der Geschichte nicht erzählt. Aber es ist die Rede von seiner Flucht. "Er glaubte nicht", so heißt es, "dass er jemals zurückkehren müsse". Vielerlei lernt er auf seiner Reise und schließlich lehrt ihn der Fuchs das wichtigste Geheimnis: "Man sieht nur mit dem Herzen gut. Das Wesentliche ist für die Augen unsichtbar." Dadurch erkennt er die Einzigartigkeit seiner Rose. Der Fuchs hilft ihm zu verstehen, dass sie für ihn Bedeutung erlangt hat, weil er ihr seine Zeit, seine Mühe und seine Aufmerksamkeit geschenkt hat: So ist seine Rose einzig für ihn geworden. Sie hat ihn "gezähmt". Als der Kleine Prinz das versteht, wacht der Wille zur Rückkehr in ihm auf: "Du weißt... meine Blume... ich bin für sie verantwortlich! Und sie ist so schwach! Und sie ist so kindlich. Sie hat vier Dornen, die nicht taugen, sie gegen die Welt zu schützen..." Entschieden plant er seine Rückkehr – auch um den Preis des Bisses der Giftschlange. Er hat sehr wohl Angst davor, aber er lässt sich nicht davon abhalten. Er handelt nun aus einem gereiften, aus einem liebenden Willen heraus.

Auch Bastians Abenteuerreise beginnt mit der Entwicklung eines starken Willens. Er wünscht sich und gewinnt zunächst Körperkraft und Mut. Dann erwirbt er großes Geschick darin, die Wunschkraft, die er in Phantásien besitzt, einzusetzen, um damit Ansehen zu erwerben. Aber er muss bald feststellen, dass diese Fähigkeit nicht immer zum Guten dient. Jetzt erwacht ein neuer Wunsch in ihm: Er möchte nicht nur heldenhaft, angesehen und berühmt sein, nein, nun wünscht er sich, berühmt zu sein für seine Güte und seine Selbstlosigkeit. Er will nur noch Gutes tun.

So weit – so gut! Aber das stellt sich als gar nicht so einfach heraus. Denn Bastian meint es zwar gut, aber er richtet mit seinen guten Wünschen viel Unheil an. Erst später wird er verstehen, dass dies mit den Motiven zusammenhängt, die hinter seinem Wunsch nach Gut-Sein stecken. Er erwächst nicht aus Liebe zu den anderen, sondern aus dem Drang nach Ruhm und Geltung. Das kann zu keinen guten Ergebnissen führen – und tut es auch nicht. Bastian verfällt mehr und mehr dem Hunger nach Macht und Größe. Im Änderhaus sieht er voller Bedauern darauf zurück: "Ich habe alles falsch gemacht", sagt er. Er bekommt zur Antwort, dass der Weg der Wünsche immer lang sei. Was aber wirklich zähle, sei, dass es sein eigener Weg war: Weil er den ganzen, langen Weg gegangen ist, konnte er erleben, was ein unausgewogen entwickelter Wille, der zwar viel Kraft und Geschicklichkeit, aber noch keine Güte besitzt, anrichten kann. Er hat die Folgen seiner unüberlegten Willenshandlungen selbst erfahren. Bastian kann sich nun aus eigener, echter Erkenntnis heraus ändern. Die Kraft und Geschicklichkeit, die er zuvor auf seinem langen Weg erworben hat, braucht er ebenso! Ohne sie würde ihm der gute Wille, der nun in ihm lebendig wird, wenig nützen. Guter Wille allein ist zu schwach und zu ungeschickt, um seine Ziele erreichen zu können!

Und der transpersonale Wille? Der vierte Aspekt des Willens wird uns in den folgenden Kapiteln noch weiter beschäftigen. Hier will ich mich damit begnügen, ihn skizzenhaft zu umreißen. Mit ihm überschreiten wir den Bereich des persönlichen Willens und betreten eine neue Dimension: Unterwegs in der Wüste schläft der Kleine Prinz ein. Der Erzähler nimmt ihn in die Arme und trägt ihn. Er ist bewegt von seinem Gefühl, ein kostbares, zerbrechliches Kleinod im Arm zu halten und er sagt sich: "Was ich da sehe, ist nur eine Hülle. Das Eigentliche ist unsichtbar... Da seine halbgeöffneten Lippen ein halbes Lächeln andeuteten, sagte ich mir auch: Was mich rührt, ist seine Treue zu einer Blume, ist das Bild einer Rose, das ihn durchstrahlt wie die Flamme einer Lampe, selbst wenn er schläft..."

Das Bild der Rose, das ihn durchstrahlt wie die Flamme einer Lampe! Hier zeigt sich der spirituelle Aspekt: Der Kleine Prinz ist so durchdrungen von seiner Liebe zu dieser Rose, dass er sogar seinen Tod in Kauf nimmt, um zu ihr zurück zu gelangen. In der Unendlichen Geschichte wird ebenfalls von solcher Selbstvergessenheit berichtet. Als Bastian vom Änderhaus aufbricht, um das Wasser des Lebens zu suchen, kommt er zu Yor, dem blinden Bergmann. Yor sagt zu ihm, dass er das Wasser des Lebens suche, weil er sich wünsche, lieben zu können: "Lieben – das sagt sich so! Das Wasser des Lebens wird dich fragen: Wen? Lieben kann man nämlich nicht einfach so irgendwie und allgemein. Aber du hast alles vergessen außer deinem Namen. Und wenn du nicht antworten kannst, wirst du nicht trinken dürfen. Drum kann dir nur noch ein vergessener Traum helfen, den du wiederfindest, ein Bild, das dich zur Quelle führt. Aber dafür wirst du das Letzte vergessen müssen, was du noch hast: dich selbst."

Als Bastian nach langem Suchen das Bild eines Mannes findet – seines Vater, den er aber nicht erkennt! – wird er von Sehnsucht ergriffen. Dieses Gefühl kommt über ihn wie eine Springflut im Meer, unmerklich zuerst, dann aber gewaltig aufbrausend, so dass sie alles mit sich zu reißen droht! Bastian meint, darin zu ertrinken. Die Sehnsucht ist so groß, dass sie ihm fast das Herz zerreißen will und in dieser Flutwelle geht seine Erinnerung an sich selbst unter und er vergisst zuletzt auch noch seinen eigenen Namen. So wie der Kleine Prinz vom Bild seiner Rose durchstrahlt wird, hat nun auch Bastian das gefunden, was ihm wichtiger ist als er selbst. Beide sind am Ende so von ihrer Liebe durchdrungen, dass ihr ganzer Wille auf ihr Liebstes hin ausgerichtet und gebündelt wird.

Hier schließt sich der Kreis zu den erwähnten Forschungen über die Willensbildung im Säuglingsalter: Denken Sie an das strampelnde, ärmchenwedelnde, kraftdurchströmte Baby, das "die Welt bewegen" kann. Seine Willensimpulse kommen noch ganz ungebrochen aus der Tiefe seines Seins. Eine solche, durch aktives Tun wieder erworbene Spontaneität und Einsgerichtetheit gewinnen Bastian und der Kleine Prinz nach einem Weg der Schulung ihrer "Willensmuskeln" in dem Augenblick, in dem sie ihren Willen ganz von ihrer Liebe lenken lassen. Keiner von den beiden ist ungebrochen, der Kleine Prinz ist ein Einsamer, ganz alleine lebt er auf seinem Planeten; und der dickliche, ungeschickte Bastian hat nicht nur frühen Verlust durch den Tod der Mutter, sondern auch viel Abwertung und Zurückweisung von seinen Mitschülern erfahren. In der Ausrichtung auf ein Größeres, auf etwas, das er mehr liebt als sich selbst, wird Bastians Wille genauso gebündelt wie der des Kleinen Prinzen und kann jetzt erneut wie in einem einzigen Strom aus der Tiefe seines Wesens hervorsprudeln. Der Wille hat sich – nach langem Umweg! – wieder mit dem Leben verbunden.

Der freudige Wille: "Flow"

Wo du eine Rose züchtest, mein Freund,
kann keine Distel wachsen.
Frances Hodgson Burnett

Die meisten Menschen reagieren auf das Ansinnen, ihren Willen zu entwickeln, eher mit Entmutigung. Sie stellen sich dies als sehr mühsame Angelegenheit vor. Assagioli sieht das aber ganz anders: Er bringt den Willen in direkten Zusammenhang mit der Freude. Denn die Befriedigung eines Bedürfnisses ruft Freude hervor. Wir freuen uns, weil unser Wünschen und Wollen dazu führt, dass unsere Bedürfnisse befriedigt werden. Daran "können wir sehen, dass die Tat des Willens ihrem Wesen nach freudig ist". Wenn wir also das tun, was wir wollen, wenn wir verwirklichen, was uns wichtig ist, wenn wir sogar unseren Wahren Willen in die Tat umsetzen, schenkt uns das "ein Gefühl der Freiheit, der Kraft und der Beherrschung, das im Innersten Freude ist". (Assagioli 1982, S. 174)

Als Assagioli diese Worte veröffentlichte, waren sie geradezu revolutionär. In jenen Jahren war der Wille verpönt und praktisch aus dem Wortschatz der Psychologie gestrichen. Inzwischen hat er sich auf Umwegen und unter anderem Namen wieder einen Platz darin verschafft. Vor einigen Jahren hat der amerikanische Wissenschaftler Mihalyi Csikszentmihalyi viel von sich reden gemacht mit seinem Buch "Flow. Das Geheimnis des Glücks". Und siehe da: Das Geheimnis des Glücks hat sehr viel mit dem Willen zu tun! Csikszentmihalyi ging der Frage nach, warum zum Beispiel Schachspieler, Bergsteiger, Tänzer oder Komponisten ihren Aktivitäten so außerordentlich viel Zeit widmen, warum sie sie immer wieder suchen und unermüdlich ausüben. Die Menschen beschrieben ihm diese Tätigkeiten als außerordentlich befriedigend. Eine vergleichbar tiefe Befriedigung konnten sie weder durch Entspannung noch durch Konsum von Alkohol oder irgendwelcher anderer Konsumgüter erreichen, sondern nur durch aktives Tun, durch eine konzentrierte Anspannung ihrer Fähigkeiten, die sie an die Grenze ihrer Leistungsfähigkeit brachte. Das Anspannen der Kräfte war nötig um das Erleben von "Flow", von "Fließen" zu haben.

Flow ist das Gefühl mühelosen Handelns, das völlige Aufgehen in einer Tätigkeit. Kinder können das noch sehr gut, während es uns später nicht mehr so ohne weiteres gelingen will. Flow entsteht nämlich dann, wenn das Bewusstsein voller Erlebnisse ist, die sich miteinander im Einklang befinden. In der Kindheit ist unser Bewusstsein noch vergleichsweise einfach geformt. Im Laufe unseres Lebens wird es immer differenzierter, immer komplexer, und deshalb wird seine Vereinheitlichung ein zunehmend mühevolleres Unterfangen. Wenn es gelingt, sind das Momente und Zeiten von großer Intensität und Eindrücklichkeit. "Sportler nennen diese Erfahrung 'an die Grenze gehen', Mystiker sprechen vom Zustand der 'Ekstase', Künstler und Musiker von einer Art ästhetischer Verzückung. Zwar geraten Sportler, Mystiker und Künstler auf ganz unterschiedlichen Wegen in den flow-Zustand, doch beschreiben sie ihr Erleben auf verblüffend ähnliche Weise." (Csikszentmihalyi 1999, S. 45)

Wenn wir uns die unzähligen Elemente vorstellen, die unser Bewusstsein enthält und die in Übereinstimmung gebracht werden müssen, um den Flow-Zustand zu erlangen, dann erscheint es uns als Wunder, dass dies überhaupt geschehen kann. Denken Sie nur an all die verschiedenen Empfindungen und Gefühle, an all die Bilder und die Gedankenabfolgen, die ständig über unseren "inneren Bildschirm" flimmern! Wenn wir hier Ordnung und Einklang durch unser bewusstes Tun herstellen wollten, dann wäre das eine unlösbar erscheinende Aufgabe – die Quadratur des Kreises. Aber wir müssen es gar nicht selbst tun. Wir brauchen nur die Bedingungen dafür zu schaffen, dass es geschehen kann. Die Bedingungen dafür, dass das Bewusstsein ruhig werden und seine verschiedenen Elemente ordnen, ausrichten und miteinander in Übereinstimmung bringen kann.

Für das Baby, so haben wir gesehen, ist es sehr hilfreich, wenn es vor Reizüberflutung geschützt wird, dann kann es sein Bewusstsein von innen her, aus eigener Zuwendung zur Außenwelt in Ruhe ausformen. Den Reizschutz müssen die Eltern von außen für das Kind herstellen. Im späteren Leben tut es niemand mehr für uns. Wir müssen eigene Wege finden und derer gibt es viele. Wege, um unseren inneren Bewusstseinsraum vor Überflutung zu schützen, so dass wir uns geordnet und aus eigener Kraft dem zuwenden können, was uns wirklich wichtig und wesentlich ist. Den Königsweg haben uns Bastian und der Kleine Prinz vorgezeichnet. Aber auch ein Wille, der noch nicht so von Liebe durchdrungen ist wie der unserer beiden jungen Helden, ist durchaus schon eine sehr ordnende Kraft.

Sehen wir uns das noch einmal im einzelnen an. Flow stellt sich dann ein, wenn ein klares Ziel vor Augen liegt, das bestimmte, erkennbare Vorgehensweisen erfordert. Wenn man Tennis, Schach oder Poker spielt, kommt man leicht in Flow: Die Ziele und die Regeln sind klar festgelegt. Der Spieler lebt während des Spiels "in einem geschlossenen Universum, in dem gleichsam alles schwarz oder weiß ist". So braucht er nicht über sein Tun nachzudenken. "Dieselbe Zielstrebigkeit entsteht auch, wenn man ein religiöses Ritual ausübt, ein Musikstück spielt, einen Gobelin webt, ein Computerprogramm schreibt, auf einen Berg steigt oder eine Operation durchführt." Solche Tätigkeiten ermöglichen es, "dass man sich auf eindeutig bestimmte und miteinander vereinbare Ziele konzentrieren kann". (a.a.O., S. 45 f)

Ein anderes Merkmal solcher Tätigkeiten ist, dass eine sofortige Rückmeldung über das eigene Handeln erfolgt. Der Bergsteiger weiß sofort, ob ihn der letzte Schritt weitergebracht hat, der Musiker hört, ob er die Passage fehlerfrei und gut gespielt und die Chirurgin weiß, ob sie den Schnitt gut gesetzt hat. Bei Tätigkeiten, die solche unmittelbare Rückmeldung nicht geben, ist es hingegen viel schwieriger, das Erleben von Flow zu erlangen. "In der Regel entsteht flow, wenn wir unsere Fähigkeiten voll einsetzen, um eine Herausforderung zu bestehen, die wir gerade noch bewältigen können." (a.a.O., S. 46) Während Überforderung Angst macht, löst Unterforderung bald Langeweile aus. Wenn aber die Herausforderung dem Können entspricht, kann es zu einem vollkommenen Aufgehen im Tun kommen.

Sind die Ziele klar, ist Feedback vorhanden und befinden sich Anforderungen und Fähigkeiten im Gleichgewicht, wird die Aufmerksamkeit gelenkt und die psychische Energie kann vollständig ins Tun hineingegeben werden. Die Konzentration ist vollkommen, das ganze Bewusstsein ist ausgerichtet und gebündelt und kein Raum mehr für ablenkende Gedanken übrig. In der Selbstvergessenheit ändert sich auch das Zeitgefühl, Stunden erscheinen wie Minuten oder umgekehrt und "wenn das ganze Sein einer Person im völligen 'Wirken' von Körper und Geist beansprucht wird, ist jede Tätigkeit lohnend um ihrer selbst willen, und das Leben findet seine Rechtfertigung in sich". (a.a.O., S. 48)

Voraussetzung für diesen schönen Zustand ist eine persönliche Zielsetzung, die den Willen hervorruft, sie zu erreichen. Solange wir keine Ziele vor Augen haben, driftet unser Bewusstsein "ziellos" zwischen Angst und Langeweile umher, Chaos breitet sich aus. Der gerichtete Wille ordnet dagegen das Bewusstsein. Wie das in der inneren Welt des Bewusstseins abläuft, kann man sich leicht an einem alltäglichen Beispiel des äußeren Lebens verdeutlichen: Wenn Sie ein eher unordentlicher Mensch sind, so wie ich, dann wissen Sie bestimmt, wie schnell sich ein Raum – erst recht ein Schreibtisch! – in ein regelrechtes Chaos verwandeln kann. Es scheint verhext zu sein: Die Unordnung breitet sich wie von selbst aus! Sie kommt von ganz alleine. Die Ordnung leider nicht. Dafür ist eine Willensentscheidung nötig: Ich muss die Entscheidung treffen, jetzt Ordnung zu schaffen. Ich muss die Entscheidung treffen, die Bücher, die ich nicht mehr benötige, ins Regal zu räumen, die vielen Papiere durchzusehen und auszusortieren, die Stifte an ihren Platz zu legen und die Teetasse in die Küche zu tragen. Um Ordnung zu schaffen, ist Wille nötig. Wille schafft Ordnung. Wenn Sie ein eher ordentlicher Mensch sind, ist Ihre Erfahrung wahrscheinlich eine andere: Sie benötigen keine bewussten Willensenscheidungen mehr, um Ordnung zu schaffen. Sie legen die Dinge gleich von vorneherein an den rechten Platz. Daran ist erkennbar, dass wir den Willen nur so lange als Kraftaufwand fühlen, wie wir ihn noch nicht ausreichend entwickelt haben. Steht er schließlich ganz zur Verfügung, wird er unmerklich und das Handeln wird mühelos. Die Prima-Ballerina führt es uns vor: Die Arbeit ihrer Muskeln ist nicht mehr als Anstrengung wahrnehmbar, sie scheint zu schweben. Hinter jedem mühelosen Handeln steht ein hoch entwickelter Wille.

Solange unser Wille noch nicht solche Vollendung erlangt hat, spüren wir den Kraftaufwand sehr wohl. Ich zum Beispiel brauche immer neue Anstrengung, um meinen Schreibtisch davor zu bewahren in undurchdringliches Chaos zu versinken. Der Kleine Prinz hat uns auf eben diese Zusammenhänge hingewiesen: "Man muss sich regelmäßig dazu zwingen, die Sprösslinge des Affenbrotbaumes auszureißen, sobald man sie von den Rosensträuchern unterscheiden kann." Die Affenbrotbäume überwuchern sonst innerhalb kurzer Zeit den gesamten kleinen Planeten!

Die Worte des Kleinen Prinzen enthalten noch eine weitere Bedeutung. Flow kann nämlich bei den verschiedensten Tätigkeiten erlebt werden: beim Bergsteigen ebenso wie beim Steuern eines Bombenflugzeuges; beim Beten oder Meditieren ebenso wie beim Pokern. Deshalb ist es wichtig, dabei Werte zu setzen. Wir müssen uns klarmachen, ob wir Rosensträucher aufziehen oder Affenbrotbäume wuchern lassen wollen. Auch hier ist wieder der Wille gefragt: Nur ich kann die Wahl treffen, was wachsen soll in meinem Garten, auf meinem kleinen Planeten, in meinem Phantásien. Wollen wir Rosen großziehen oder Affenbrotbäume wuchern lassen? Wir haben die Wahl! Denn es ist ganz einfach so: *Wo du eine Rose züchtest, mein Freund, kann keine Distel wachsen.*

Kaufen oder pflücken Sie sich eine Rose. Stellen Sie die Rose an einen Ort, an dem Sie sie jeden Tag anschauen können. Nehmen Sie sich täglich ein paar Minuten, um dort zu sitzen, die Rose zu betrachten und dabei daran zu denken, dass Sie sich diese Blüte geschenkt haben, weil Sie sich selbst etwas wert sind. Schauen Sie die Rose an, lassen Sie sich die Schönheit der Blüte aufnehmen, riechen Sie ihren Duft, seien Sie einfach einige Minuten mit ihr.[3]

Der Wahre Wille: Lebenssinn

Bastian hatte dem Löwen die Inschrift auf der Rückseite des Kleinodes gezeigt: "Was mag das bedeuten?", fragte er. "TU WAS DU WILLST, das bedeutet doch, dass ich alles tun darf, wozu ich Lust habe, meinst du nicht?" Graógrámans Gesicht sah plötzlich erschreckend ernst aus, und seine Augen begannen zu glühen. "Nein," sagte er mit jener tiefen, grollenden Stimme, "es heißt, dass du deinen Wahren Willen tun sollst. Und nichts ist schwerer."

Michael Ende, Die unendliche Geschichte

Im lichtdurchfluteten Treppenaufgang unseres Hauses hingen die berühmten und weithin bekannten Redouté-Rosen. Meine Mutter, die sie liebte, hatte sie dort aufgehängt, es war wie eine kleine Galerie. Man konnte sie im Hinauf- und Hinuntergehen betrachten, wenn man wollte, aber weder als Kind noch als Jugendliche hatte ich dafür viel übrig. Ich wusste damals auch gar nicht, dass sie im Auftrag der Kaiserin Josephine, die in den Gärten von Malmaison eine Sammlung von über zweihundert Rosenarten angepflanzt hatte, möglichst naturgetreu abgemalt worden waren. Es hätte mich damals allerdings auch nicht sonderlich interessiert. Aber obwohl ich die Bilder nie wirklich studiert oder eingehender betrachtet habe, stehen sie mir heute noch ganz deutlich vor dem inneren Auge. Sie haben sich tief eingeprägt und eine Spur hinterlassen.

Ob es damit zusammenhängt, dass heute mein eigener Garten voller Rosen ist, lässt sich allerdings nicht sagen. Der gärtnerische Wille war bei mir nicht sonderlich ausgeprägt, als wir in unser Haus einzogen und ich auf einmal einen großen Garten besaß. Im Laufe der Zeit habe ich viele Rosen gepflanzt, aber nicht alle sind auch gediehen. Ich musste erst lernen, welche Rosensorten an welchen Stellen wachsen wollen und welche für meinen Garten überhaupt nicht geeignet sind. Auch wenn ich noch so sehr eine bestimmte Rose haben wollte, weil sie mir nun einmal so gut gefiel, es ließ sich nicht immer verwirklichen!

Davon ist in der Unendlichen Geschichte viel die Rede. Die Inschrift des Medaillons, das Bastian Wunschkraft verleiht, lautet: Tu was du willst. Bastian ist natürlich hellauf begeistert von dieser Erlaubnis und setzt sie sofort in die Tat um. Dabei erlebt er sehr viel Flow! Unweigerlich folgt darauf das böse Erwachen.

In der Psychosynthese orientieren wir uns ebenfalls an diesem "Tu was du willst". Aber ebenso wie in der Unendlichen Geschichte sagen auch wir: "dass du deinen wahren Willen tun sollst". Du sollst deinen Wahren Willen tun! Aber was bedeutet das? "In der Psychosynthese ist es wichtig, zwischen dem Wollen zu unterscheiden, das auf unbewussten Motiven beruht und dem Willen des persönlichen Selbst." (Assagioli 1988, S. 106) Wie ist es möglich, das unbewusste Wollen vom Willen des persönlichen Selbst zu unterscheiden?

Als Bastian beschließt, Gutes zu tun, fällt er noch auf alle möglichen Selbsttäuschungen herein. Seine Handlungen werden von unbewussten Wünschen gesteuert, er kennt seine eigenen Motive nicht. So kommt es wie es kommen muss: Er verstrickt sich tiefer und tiefer bis er endlich ins Änderhaus findet, wo Wandlung geschehen kann. Sie kann erfolgen, weil Bastian hier liebevolle Annahme erfährt: "Ob du gut warst oder schlecht, wie du bist, so bist du recht, denn dein Weg war weit."

Das Änderhaus kennen wir in der Psychosynthese sehr gut. Es ist der Ort der Selbst-Bewusstheit. Die innere Mitte der Person, der Kern der Zwiebel. Es ist der innere Ort der Stille und des

Seindürfens. Wenn wir die Haltung des liebevollen Beobachters einnehmen, können wir diesen Ort in uns errichten. So mag es gelingen, einen objektiven inneren Standpunkt auch sich selbst gegenüber zu finden, frei von Verurteilung, ein akzeptierendes, ein neutrales und gleichzeitig liebevoll zugewandtes Dasein: "Ob du gut warst oder schlecht, wie du bist, so bist du recht..."

Diese Wandlungskraft der liebevollen Akzeptanz konnte Ingeborg in einer Psychosynthese-Sitzung erleben. Sie hat eine gut ausgebildete Helfer-Teilpersönlichkeit und ist leicht an ihrem Verantwortungsgefühl anderen Menschen gegenüber zu packen. Dann wird es schwierig, zu unterscheiden, was sie selbst will, und was von anderen an sie herangetragen wird. Ingeborg sprach darüber, dass sie ihre Freundin Gabi über lange Jahre in deren schwerer Krebserkrankung begleitet hat, bis diese vor einem halben Jahr starb. Gabi war keine einfache Freundin, sie konnte sehr fordernd sein und "mutete sich anderen voll und ganz zu, auch mit ihrer Erkrankung". Ingeborg ist jetzt dabei, sich von der intensiven Zeit zu erholen, und könnte schon mit den Dingen ins Reine kommen, wenn nicht Gabis Mutter wäre, die nicht locker lässt und den Kontakt zur Freundin der verstorbenen Tochter aufrecht halten will. Für Ingeborg stimmt das nicht, sie möchte diese Zeit zum Abschluss bringen. In einer meditativen Übung fand Ingeborg Frieden mit sich und der verstorbenen Freundin, einen Frieden, der gleichzeitig eine spielerische Leichtigkeit hatte. Sofort kamen verschiedene innere Stimmen auf, die dagegen einiges einzuwenden hatten. Ingeborg erkannte, dass sie diesen Stimmen gegenüber ihren Willen äußern und sich Raum verschaffen konnte. Das gelang, nur eine Kinderstimme setzte ihr weiter zu, ein "greinendes, jammerndes Kind", das keine Ruhe geben wollte. Ich bat Ingeborg, dieses Kind einfach nur wahrzunehmen, ohne irgendetwas zu tun. Langsam veränderte sich ihr Gesichtausdruck. Ein Lächeln breitete sich aus, das sich immer mehr vertiefte. "Irgendwie beginne ich, über dieses Verhalten zu lachen, ich lasse mich nicht beeindrucken. Das Kind beginnt auch zu lachen. Dieser seltsame Verantwortungskloß schmilzt dahin." Ingeborg wusste genau, wodurch das gekommen war: "Ich habe das Kind nicht verurteilt, ich habe es einfach so sein lassen, mit seinem Greinen und Jammern. Es war ganz wichtig, dass ich es nicht verurteilt habe!" Sie wiederholte den Satz noch einmal, um mir mitzuteilen, wie wichtig er war. Die Erfahrung der Akzeptanz, des Nicht-Verurteilens war ihr von großer Bedeutung. Dann nahm Ingeborg in ihrem Vorstellungsbild das Kind an der Hand, zusammen standen sie da, und das Kind, sagte sie, habe nun ein Strahlen in den Augen und auch ich konnte sehen, wie sich in ihrem Gesicht ein Leuchten ausbreitete, das sie noch umgab, als sie sich von mir verabschiedete.

In der Psychosynthese üben wir uns auf vielerlei Weise darin, den Weg ins Änderhaus immer wieder zu finden, ihn zu gehen und uns dort aufzuhalten. Im Änderhaus ist es gar nicht schwer, das Wollen, das auf unbewussten Motiven beruht, zu unterscheiden vom Willen des persönlichen Selbst. Das Geheimnis liegt in der Akzeptanz: Nur wenn Verurteilung droht, müssen wir uns über unsere Motive etwas vormachen. In der liebevollen Atmosphäre des Änderhauses können wir den Dingen ins Auge sehen, wir können sie auseinander sortieren und alles auf den rechten Platz stellen. "Ob du gut warst oder schlecht..." wird im Änderhaus sehr wohl unterschieden. Es ist keineswegs so, dass dort alles gleichgemacht würde! Bastian wird sich dort ganz klar über sich selbst. Aber auch das Schlechte wird hier nicht verurteilt. So ist es möglich, im Änderhaus zu wirklicher Selbsterkenntnis zu gelangen.

Das Änderhaus ist der Dreh- und Angelpunkt in der Unendlichen Geschichte, es ist der Ort der Wandlung und der Wendung. Bastian verbringt hier nicht nur Tage, sondern viele lange Wochen. Die Geschichte bekommt an dieser Stelle einen völlig anderen, gemächlicheren Rhythmus, während Bastian wieder Kind sein darf, sein Mangel gestillt wird und seine frühen Verletzungen heilen können. Aber erst nachdem er auch über seine Fehler nachgedacht und seinen langen Umweg bekannt hat, nachdem er zu Selbsterkenntnis gelangt ist, heißt es, dass sich von diesem Tage an etwas zu ändern begann: "Die verwandelnde Kraft des Änderhauses tat ihre Wirkung. Doch wie alle wahren Veränderungen ging sie leise und langsam vor sich wie das Wachstum einer Pflanze."

Die eigentliche Veränderung wird hier also nicht in der Heilung der Kindheitswunden, im Stillen des Mangels gesehen, diese sind nur die Voraussetzung dafür. Die eigentliche Veränderung wird als die allmähliche Veränderung im Willen beschrieben. Bastians Hunger nach Fürsorge und Zärtlichkeit lässt nach und eine neue Sehnsucht, ein neuer Wunsch und Wille formt sich: "die Sehnsucht, selbst lieben zu können." Sein Wille wandelt sich aus der Bedürftigkeit, aus seiner passiven Wunschform hin zu einer aktiven Willensausrichtung.

Bettina hat eine außergewöhnlich traumatische Kindheit durchlebt. Zuhause gab es für sie keinen sicheren Ort. Ihr Lebensumfeld war von Gefahren durchzogen, tagsüber und auch nachts. Sie träumte deshalb über viele Jahre Träume, in denen sie auf vielfältige Weise verfolgt und bedroht wurde. In Bettinas Therapie hatten wir eine längere Arbeitsphase des Aufenthaltes im Änderhaus. Es galt sehr viele verurteilende Kräfte und Stimmen aus dem Haus zu weisen. Die liebevolle Kraft der Annahme konnte nur langsam gegenüber den vernichtenden Kräften ihrer Kindheitserfahrung an Gewicht gewinnen. Aber schließlich kamen Wandlungsanzeichen. Es gab eine Phase, in der Bettina viele hilfreiche Träume erzählte, die vom inneren Umbau erzählten, und ihr dadurch neuen Mut machten, fortzuschreiten. Dann berichtete Bettina von einem weiteren Traum. Zunächst schien es wie ein Rückfall. Sie träumte, wie so oft schon, dass etwas Böses, Bedrohliches in ihr Haus eindringen wollte. In Panik wachte sie auf. "Und dann", erzählte Bettina, "wurde mir auf einmal klar, dass ich nicht, wie ich es sonst immer getan habe, aufstehen und die Fenster zumachen und die Türen fester verschließen musste! Ich wusste, dass es dort draußen keinen Angreifer, keine Gefahr gibt. Das Bedrohliche ist drinnen, in meiner Phantasie, in meinem eigenen Innern." Sie berichtete von einer weiteren Erkenntnis, die in der Folge dieses Traumes in ihr aufstieg. Eines von Bettinas größten Hindernissen war ihre tiefsitzende Resignation, sie konnte schwerlich an Gutes glauben. Nun sagte sie: "Ich weiß jetzt, dass ich Verantwortung für beides übernehmen muss: Ich habe nicht nur erkannt, dass die Bedrohung in mir selbst verborgen liegt und dass ich dafür verantwortlich bin, wie ich mit diesen Kräften umgehe. Ich habe jetzt erkannt, dass es genauso auch an mir liegt, Verantwortung für das Gute in meinem Leben zu übernehmen. Es gilt, wahrzunehmen, was Gutes geschieht, und es in meinem Bewusstsein zu halten. Es liegt an mir, nicht mehr zuzulassen, dass das Gute sofort wieder von Schwierigem zugedeckt und ausradiert wird. Das ist meine Verantwortung!"

Im Änderhaus kann sich die Willenswandlung vollziehen. Die Außenkämpfe beginnen, sich nach innen zu verlagern. Die böse Welt draußen braucht nicht mehr bekämpft zu werden, es geht vielmehr um den eigenen Willen. Die eigentliche Veränderung liegt im Finden des Wahren Willens. Bastians Wahrer Wille, sein neu erwachender Wunsch, ist die Sehnsucht, selbst lieben zu können. Der Wahre Wille hat mit aktiver Zuwendung zum Leben zu tun.

Der Begrüßungssatz im Änderhaus hat noch einen zweiten Teil: "...denn dein Weg war weit!" Auch der weite Weg gehört unabdingbar dazu. Auf dem weiten Weg kann der Wille des persönlichen Selbst überhaupt erst gefunden werden: In meinem Garten habe ich viele Rosen angepflanzt. Einige von ihnen sind eingegangen, sie haben sich nicht mit dem Boden und den klimatischen Bedingungen vertragen. Andere habe ich rechtzeitig verpflanzt, und sie haben sich dann doch noch ansiedeln können. Wieder andere habe ich geschenkt bekommen und ich musste Plätze für sie finden, an denen sie sich wohlfühlen können. Nach und nach ist mein eigener Garten daraus entstanden. Auf diesem Weg der Wünsche musste ich erkunden, welche Rosen mir gefallen, welche ich in meinem Garten anpflanzen will – gelbe oder rote, gefüllte, oder schlichte, einmal oder mehrfach blühende? Im Garten des Lebens lautet die Frage: Was ist mir wert? Was macht mir Sinn? Was sind die Ziele, die ich verfolgen will? So kann zunehmend der eigene Wille ausgeformt, der Wille des persönlichen Selbst gefunden werden. Aber auch das Umfeld muss berücksichtigt werden, damit die Rosen anwachsen und gedeihen können. Was mir wert ist, muss auch in einen größeren Sinnzusammenhang hineinpassen, damit es sich verwurzeln und Knospen schieben, erblühen und schließlich Früchte tragen kann.

Auf dem Weg der Wünsche werden notwendigerweise Fehler gemacht. Ohne Fehler gibt es kein Lernen! Auf meinem gärtnerischen Willensweg mussten einige Rosensträucher ihr Leben lassen. Auch Bastian sagt zu seiner Gastgeberin im Änderhaus: "Ich habe alles falsch gemacht." Diese will das jedoch nicht als Fehler verstanden wissen, sondern als Umweg. Der Weg der Wünsche sei überhaupt nie gerade, und bei Bastian schon gar nicht, denn er gehöre zu jenen, die erst in die Menschenwelt zurückkehren können, wenn sie die Quelle gefunden haben, aus der das Wasser des Lebens entspringt. Dorthin gibt es keinen einfachen Weg. Und sie fügt hinzu: "Jeder Weg, der dorthin führt, war am Ende der richtige."

"Ob du gut warst oder schlecht..." Gut und schlecht sind Werturteile – keine Verurteilungen! Werturteile sind nicht nur unvermeidbar, sie sind auch von großer Bedeutung. Ohne Werturteil kann man nicht zum Wahren Willen gelangen. Die Wandlung des Willens kann erst geschehen, wenn ich mir klar gemacht habe, was ich für gut und für schlecht befinde, wenn ich erkannt habe, was mir wirklich wert ist, wofür ich mich wirklich einsetzen will, welches Ziel ich unter Einsatz meiner Kraft verwirklichen möchte. Denn das Hochgefühl, das vom Glücksspiel herrührt, ist als solches das gleiche wie jenes, das entsteht, wenn ich eine alte Angst überwinde und mich traue, etwas zu tun, das mir zutiefst am Herzen liegt. Eine Untersuchung des Gehirns würde in beiden Fällen die gleichen Schwingungs-Wellen und dieselben Ausschüttungen von Endorphinen vorfinden.

Und doch hat das eine eine vollkommen andere Auswirkung auf mein Leben und meine Zukunft als das andere.

Mihalyi Csikszentmihalyi, der Entdecker des Flow, hat deshalb inzwischen ein Buch veröffentlicht, das den Titel hat: "Dem Sinn des Lebens eine Zukunft geben". Flow ohne Wahren Willen kann zwar über eine gewisse Zeit aufrecht erhalten werden, er kann sich "gut anfühlen", aber schließlich trennen sich unaufhaltsam die Wege in zukunftsweisende Öffnung – oder in eine Sackgasse. Wenn aus unserem Erleben von Flow auch in Zukunft noch Sinn erwachsen soll, der Bestand hat, müssen wir uns mit dem Willen der Seele verbinden, mit dem Willen des Lebens selbst.

Der "Wille zum Sinn" ist in der Psychologie durch Victor Frankl bekannt geworden, der als Inhaftierter im Konzentrationslager beobachtet hat, dass diejenigen überlebten und weniger Schaden nahmen, die im Leben auch noch unter solchen Umständen eine Bedeutung und einen Sinn sehen konnten; diejenigen, die etwas besaßen, an das sie glauben konnten. Dieser Wille zum Sinn wird auch in dem Film "Das Leben ist schön" gezeigt. Es ist die Geschichte eines Vaters, der mit seinem kleinen Sohn ins Konzentrationslager kommt und diesen durch alle Erfahrung von Demütigung, Zerstörung und Sinnlosigkeit hindurch begleitet als wäre es ein Spiel. Die Liebe zum Sohn gibt ihm die Kraft, daran zu glauben, dass "das Leben schön ist" und in diesem Glauben selbst bis in den Tod hinein unzerstört zu bleiben. Sein Glaube an den Sinn konnte seinem Sohn eine unbeschadete Zukunft bereiten. Er hat dem Sinn des Lebens eine Zukunft gegeben.

Assagioli weist oft und oft darauf hin, dass der Wille mit dem Wert untrennbar verknüpft ist. Nur wenn wir ein Ziel als wertvoll ansehen, kann es unserem Willen, es zu erreichen, auch wirkliche Kraft geben. Ziele gründen sich stets auf Bewertungen. Auch Motive gründen sich auf Bewertungen: Dies ist mir so wichtig, dass ich es erreichen will, es ist mir der Mühe wert. Unsere Bewertungen, so sagt Assagioli weiter, gründen sich letztlich immer auf den Sinn, den wir dem Leben geben. Deshalb gibt es einen tiefen, unauflöslichen Zusammenhang zwischen unserem Willen und unserem Glauben, "dass das Leben einen Zweck hat, der bedeutungsvoll ist, und ... dass dieser Zweck positiv, konstruktiv und wertvoll, mit einem Wort, dass er gut ist". (1988, S. 125) Wille und Lebensbejahung hängen ganz eng zusammen. Es gibt, in anderen Worten, einen unauflöslichen Zusammenhang zwischen dem Willen, dem Wert und dem Sinn.

Die Verbindung des Willens mit dem Sinn ist tatsächlich eine sehr direkte! Wenn wir hoffnungslos und resigniert sind, schwindet unser Wille dahin, ganz genauso wie bei den kleinen Babys, deren Willensäußerungen keine Antwort fanden. Wenn wir die Verbindung mit dem großen Ganzen nicht in uns tragen, wenn wir keinen Sinn verfolgen, der unserer Mühe wert ist, werden die Willensmuskeln des persönlichen Selbst schwach, dann werden wir von unbewussten Kräften gesteuert, die aus unserer Vergangenheit herrühren. Wenn wir aber eine Vision in uns tragen, an die wir glauben können, dann werden unsere Willensmuskeln aktiviert. Der Glaube an den Sinn ruft unseren eigenen, wahren Willen hervor.

> Setzen Sie sich bequem hin und lassen Sie sich zur Ruhe kommen. Fragen Sie sich: "Was ist mir wirklich wichtig im Leben? Was sind die Themen, die Fragen, die mich bewegen? Worüber sorge ich mich? Was macht mir Angst? Was ärgert mich? Was will ich verändern? Wofür will ich mich einsetzen?"
>
> Lassen Sie sich Zeit für das, was Ihnen dazu in den Sinn kommen möchte. Lassen Sie die Empfindungen und Gefühle ins Bewusstsein treten, die aufsteigen. Lassen Sie auch Bilder dazu auftauchen. Machen Sie sich ein paar Notizen darüber.
>
> Jetzt fragen Sie sich: "Was liebe ich zutiefst? Was macht mich wirklich glücklich? Was löst tiefe Freude in mir aus? Was liegt

mir am Herzen? Welches sind die Momente in meinem Leben, in denen ich mich am lebendigsten, am meisten als ich selbst, als ganz und mit der Welt verbunden fühle?"

Lassen Sie sich Zeit für das, was in Ihnen aufsteigen möchte. Welche Empfindungen und Gefühle kommen Ihnen in den Sinn? Welche Bilder tauchen auf? Machen Sie auch darüber einige Notizen.

Jetzt halten Sie beides in Ihrem Bewusstsein: Ihre Sorge und Ihre Liebe – das ganze Spektrum Ihrer Lebendigkeit. Fragen Sie sich: "Wie kommen meine Sorge und meine Liebe in meinem Leben zum Ausdruck? Drücke ich sie aus, oder halte ich davon etwas zurück? Was ist mein nächster Schritt, um mehr davon ins Leben zu bringen?
Will ich ihn tun?
Wann?"[4]

Unsere Ängste und unsere Sorgen haben eine zukunftsweisende Kraft. Sie wecken unsere Sehnsucht nach dem, was uns mangelt. Jede Sehnsucht trägt die ersehnte Qualität bereits als Potenzial in sich! Aber erst die Liebe gibt der Sehnsucht auch die Kraft, sie zu verwirklichen; die Liebe gibt unserer Sehnsucht die Kraft, nicht im Sehnen, im Mangel stecken zu bleiben, sondern aktiv zu werden und selbst, jetzt, hier ins Leben zu bringen, was fehlt.

Handeln als ob: Die Zukunft einladen

Die wirksamste und befriedigendste Rolle spielt der Wille nicht als eine Quelle direkter Macht oder Kraft, sondern als die Funktion, die unter unserer Kontrolle alle anderen Funktionen und Kräfte unseres Seins anregen, regulieren und leiten kann, damit uns diese zu unserem vorbestimmten Ziel führen können.
Roberto Assagioli

In "Alice hinter den Spiegeln" heißt es: " 'Komm liebe Mieze, tun wir doch so als ob –'. Und ich wollte, ich könnte euch auch nur die Hälfte von dem erzählen, was bei Alice alles mit den Worten anfing 'Tun wir doch so, als ob'." Zum Beispiel schlägt Alice ihrer Schwester einmal vor "Tun wir doch so als ob wir Könige und Königinnen wären!" Die Schwester ist jedoch schon aus dem Alter der kindlichen Vorstellungsspiele hinausgewachsen, sie argumentiert ganz rational und wendet ein, das ginge nicht, weil sie nur zu zweit seien. Alice lässt sich davon keineswegs einschüchtern und antwortet: "Gut, dann bist du eben einer davon und ich alle übrigen." Und ihrem alten Kindermädchen jagt sie eines Tages einen gehörigen Schreck ein, als sie ihr ins Ohr schreit: "Tun wir doch so, als ob ich eine hungrige Hyäne wäre, und Sie der Knochen!" Man kann darüber phantasieren, dass Alice hier auf geschickte und spielerische Weise einige alte Wut losgeworden sein mag.

Unter allen Übungen zur Schulung des Willens, die Roberto Assagioli empfiehlt, gibt es eine ganz besondere, die Technik des "Handelns als ob". Diese Vorgehensweise ist dem Spiel der Kinder abgeschaut und sie beruht auf der Tatsache, dass wir als Menschen Vorstellungskraft besitzen, dass wir Probehandeln können. Diese spezifisch menschliche Fähigkeit eröffnet uns einen Möglichkeitsraum, einen Raum der ungeahnten Potenziale, wir können uns damit selbst aktiv neue Welten eröffnen. Mit dieser Fähigkeit können wir “die enormen Reserven undifferenzierter seelischer Energie” erschließen, “die in jedem von uns schlummern, das heißt den formbaren Teil unseres Unbewussten, der uns zur Verfügung steht und uns befähigt, in grenzenlosem Umfang zu lernen und zu erschaffen”. (Assagioli 1988, S. 35)

Als Kinder lebten wir einerseits in einer begrenzten Welt. Unser Leben und unsere Erfahrungswelt umfassten noch keine vielfältigen Lebensbereiche. Andererseits hat unsere reiche Phantasie uns unbegrenzte Möglichkeiten erschlossen. Diese Phantasie kommt uns im Älterwerden oft abhanden. Alice besitzt sie noch in voller Entfaltung, während ihre ältere Schwester schon mit einem sehr eingeschränkten Blickwinkel auf die Realität schaut. Das ist sehr schade, denn eine lebendige Phantasie kann einem guten Realitätssinn durchaus hilfreich zur Seite treten.

Bettina, die wir weiter oben bereits kennengelernt haben, hat die Technik des “Handelns als ob” erfolgreich ausprobiert. Ich hatte die Methode zu Hilfe genommen, als wir wieder einmal in Sümpfen von Resignation und Sinnlosigkeit steckenzubleiben drohten. Bettina konnte einfach nicht glauben, dass sich in ihrem Leben etwas zum Guten wenden könnte. Im Gespräch hatte sie gesagt, dass sie schon daran glaube, dass es eine gute Schicksalsmacht geben könne, ein Höheres Selbst oder eine innere Führung, der man sich anvertrauen könne: “Ja, für andere gibt es das bestimmt”, sagte Bettina, “aber nicht für mich!” Damit sagte Bettina ja auch, dass sie sehr wohl eine Vorstellung davon hatte, dass es Gutes gibt. Darauf konnten wir zurückgreifen. Ich fragte Bettina, ob sie bereit sei, vier Wochen lang ein Experiment zu machen: Sie solle in dieser Zeit so leben und handeln als habe sie ein Höheres Selbst, eine innere Instanz der Liebe und der Weisheit, eine innere Führung, die für sie sorgen und ihr den Weg weisen kann. Bettinas Augen wurden sehr groß. Sie wusste wohl zuerst nicht so recht, ob ich es ernst meinte. Mein Vorschlag kam ihr wirklich abenteuerlich und exotisch vor. Aber sie stimmte zu. In den folgenden Wochen zeichnete sich allmählich jene Veränderung ab, die weiter oben bereits beschrieben wurde und die zu Bettinas Entschluss führte: “Ich habe erkannt, dass es an mir liegt, Verantwortung für das Gute in meinem Leben zu übernehmen. Es gilt, wahrzunehmen, was Gutes geschieht, und es in meinem Bewusstsein zu halten. Es liegt an mir, nicht mehr zuzulassen, dass das Gute sofort wieder von Schwierigem zugedeckt und ausradiert wird. Es liegt in meiner Verantwortung.” Als Bettina den Willensentschluss traf und sich darauf einließ, so zu leben, als habe sie ein Höheres Selbst, konnte sie Qualitäten in sich entdecken und erschließen, die ihr zuvor nicht zugänglich gewesen waren.

Leben Sie eine – oder vier – Wochen lang so als hätten Sie ein Höheres Selbst, eine innere Instanz der Liebe und der Weisheit.
Führen Sie eine alltägliche Tätigkeit wie Geschirr spülen oder Zähne putzen eine Woche lang aus als wäre es das Wichtigste der Welt.
Tun Sie etwas, wovor Sie Angst haben als hätten Sie den Mut eines Löwen.
Verhalten Sie sich täglich eine halbe Stunde lang so als hätten Sie alle Zeit der Welt.
Tun Sie etwas, das Ihnen sehr schwer fällt als wäre es ein Kinderspiel.
Verhalten Sie sich eine Zeit lang so als wären Sie die Person, die Sie am meisten bewundern.
Verhalten Sie sich, wenn Sie deprimiert sind, eine Stunde lang so, als wäre dies der schönste Tag in Ihrem Leben.
Schauen Sie Ihr Kind – oder eine andere Person – einen Tag lang so an als wäre es ein erleuchtetes Wesen.
Gehen Sie auf Ihren Partner, ihre Partnerin so zu als wären sie so verliebt wie am ersten Tag.
Tun Sie etwas, das Sie seit Wochen hinausgeschoben haben, als gäbe es nichts, was Ihnen lieber wäre.
Schauen Sie sich im Spiegel an als sähen Sie sich zum ersten Mal.

> Bei allen diesen Willensexperimenten lege ich Ihnen ans Herz: Nehmen Sie sich nach Abschluss der Übung ein wenig Zeit und schreiben Sie sich auf, welche Erfahrungen Sie dabei gemacht haben. Neue Erfahrungen haben die Tendenz, wieder ins Unbewusste zu versinken, während das Alte zäh und ausdauernd in unserer Erinnerung bleibt... Also halten Sie fest, was wert ist, festgehalten zu werden!

Unsere Willenskräfte stecken oft in jahrzehntelang eingefahrenen Verhaltensmustern und Glaubenssystemen fest. Wie sollte ich glauben können, dass sich je etwas ändern kann, wenn es immer so war? Die Vergangenheit ist in unsere Erinnerung eingeprägt und hat dadurch große Kraft. Die Zukunft können wir uns nur vorstellen. Sie lebt als flüchtiges Bild in unseren Wünschen und Visionen. Unser Verstand tut diese als irreal ab, so wie Alicens ältere Schwester. Alice beweist mehr Lebensklugheit, wenn sie darauf besteht, ihren Wünschen zu folgen und ihre Phantasien auszuspielen. Denn unsere ganze Zukunft hängt von unseren Visionen ab, von dem, was wir uns vorstellen können, dass es werden kann. Und natürlich von unserem Willen, diese Zukunft zu verwirklichen durch unser Handeln jetzt: *Im Angesicht der Ewigkeit, aus der Vergangenheit, in der Gegenwart, für die Zukunft.*

Die Kräfte aufrufen

Psychosynthese ist eine Methode der psychischen Entwicklung und Selbstverwirklichung für diejenigen, die sich weigern, Sklaven ihrer eigenen Trugbilder oder äußerer Einflüsse zu bleiben, die sich weigern, sich passiv dem inneren Kräftespiel ihrer Psyche unterzuordnen, und die entschlossen sind, Herr über ihr eigenes Leben zu werden.
Roberto Assagioli

Nachdem die schwarze Schachkönigin Alice in der Spiegelwelt erklärt hat, wie sie selbst Königin werden kann, laufen die beiden zusammen los und laufen immer schneller und schneller bis Alice einfach nicht mehr kann. Seltsam ist nur, dass sich die Bäume und alles andere um sie her gar nicht bewegen: Sie scheinen am selben Fleck zu bleiben. "Schneller", ruft die Königin, "Jetzt ist keine Zeit zum Reden"! Völlig außer Atem fragt Alice nach, ob sie bald da seien. Die Königin entgegnet, sie seien bereits seit zehn Minuten daran vorbei und fordert sie sogar auf noch schneller zu rennen. Die beiden segeln schon regelrecht durch die Luft, da endlich hält die Königin an und erlaubt Alice, sich auszuruhen. Diese sieht erstaunt, dass sie immer noch an der gleichen Stelle sind wie vorher. Die Königin hält das für ganz selbstverständlich. Alice erklärt ihr, dass man bei ihr zuhause woandershin kommt, wenn man so schnell läuft. "Behäbige Gegend", gibt die Königin zur Antwort. "Hierzulande musst du so schnell rennen, wie du kannst, wenn du am gleichen Fleck bleiben willst. Und um woandershin zu kommen, muss man noch mindestens doppelt so schnell laufen!"

Viele Generationen haben sich an Alicens Abenteuern im Wunderland und in der Spiegelwelt erfreut. Nicht nur bei Kindern, sondern besonders bei Erwachsenen waren sie beliebt, "sie wurden gelesen von Königin Victoria wie von Oskar Wilde". So sagt Christian Enzensberger im Klappentext. Liegt in der Faszination der Geschichte nicht ein Wiedererkennen? Ein Wiedererkennen dessen, wie es uns selbst oft in unserem eigenen inneren "Spiegelland" ergeht? Ereignisse, die sich überschlagen, Geschehnisse, die wir nicht in der Hand haben, wir rennen und rennen und müssen schließlich feststellen, dass wir nicht vorwärts gekommen sind; dass wir nicht vom Fleck gekommen sind, obwohl wir doch schon ganz außer Atem sind und einfach nicht mehr können!

Wie können wir das ändern? Alicens Geschichte im Wunderland endet ebenso wie jene hinter den Spiegeln damit, dass Alice schließlich genug davon hat! Es reicht ihr wirklich, und sie entwickelt eine neue Entschlossenheit, Entschiedenheit und Willenskraft. Sie erhebt sich über das immer wilder werdende Chaos, sie wird selbst zur Königin, dadurch verlieren die Dinge ihre Übermacht, sie schrumpfen zu ihrer wirklichen Größe zusammen. Dann wacht Alice auf. Das Erwachen ist uns schon bekannt als Metapher für die innere, spirituelle Entwicklung. Die erwachte Alice kann denn auch lachend die seltsamen Begebenheiten einordnen und mit liebevollem Humor und heiterer Gelassenheit über Traum und Wirklichkeit sinnieren.

So wie Alice ergeht es auch uns: Wir leben in einer inneren Welt ständig wechselnder Empfindungen, Bilder, Gedankenfolgen und Gefühlsbäder, einer spontan ablaufenden Phantasietätigkeit. Einer Phantasietätigkeit, die oft der Kontrolle entbehrt und Eigendynamik entwickelt. *Wie also können wir es ändern? Wie können wir uns weigern, Sklaven unserer eigenen Trugbilder oder äußerer Einflüsse zu bleiben, wie können wir uns weigern, uns passiv dem inneren Kräftespiel unserer Psyche unterzuordnen, wie können wir Herr über unser eigenes Leben werden?*

Sich ein Bild machen: Imagination

Die Seele denkt nie ohne ein Bild.
Aristoteles

Selten sind wir innerlich still. Unsere Tagträume, Phantasien und unser inneres Gespräch begleiten uns unaufhörlich und gestalten unsere innere Welt. Bei Kindern ist diese Phantasietätigkeit noch sehr lebendig und fließend und kann sich in ihrer unverfälschten, entwicklungsfördernden Kraft zeigen. Für Kinder ist die innere Welt noch ebenso wirklich wie die äußere und sie entsteht spontan und natürlich von Moment zu Moment in Auseinandersetzung mit ihr.

Später wird die Vorstellungskraft mehr und mehr durch unsere Lebenserfahrungen bestimmt und überformt, sie bekommt festgelegte Muster aufgeprägt, unsere inneren Bilder fangen an, sich zu wiederholen und unser inneres Gespräch wird eingeschränkt und häufig formelhaft. So wird die Phantasie ihrer eigentlichen Kreativität oft beraubt. Sie wird auch abgewertet: Es ist ja "nur" Phantasie. Äußere Wirklichkeit und innere Bilder driften auseinander und befruchten sich nicht mehr auf konstruktive Weise.

Wir tragen gute, hilfreiche Bilder ins uns, die unser Leben anregen und unterstützen und die uns hoffnungsvoll in die Zukunft schauen lassen. Wir alle haben solche positiven Bilder, ohne sie wären wir nicht lebensfähig. Wir tragen aber auch schwächende, destruktive Bilder in uns, die uns Kraft rauben, die unser Leben einschränken und die einen Schleier von Ohnmachtsgefühlen und Resignation über unsere Zukunftsschau werfen. Zum Beispiel tragen viele von uns bedrückende oder auch quälende Erinnerungsbilder mit sich, die unverarbeitet in uns wirken. Diese können auch ins Unbewusste absinken, so dass die Erinnerung "bereinigt" wird. Da sie ja aber trotzdem da sind, zeigen sich solche Bilder dann zum Beispiel in wiederkehrenden Träumen von Angst, Beschämung oder Verfolgung. Sie drücken sich auch über Lebensängste oder Sinnlosigkeitsgefühle aus, sie verkleiden sich in negative Gedankenabfolgen und in depressive Zustände. Sie nähren Süchte und andere destruktive Verhaltensweisen, mögen diese nun deutlich sichtbar oder auch ganz subtiler Art sein. Unsere Phantasie kann dann gelähmt werden und sich nur noch auf wenige, sich wiederholende Vorstellungsmuster beschränken, die um Vergangenes kreisen. Oder sie kann, ganz im Gegenteil, mit uns "durchgehen" – wie wir es in Alicens Abenteuern erleben können.

Verschiedene psychotherapeutische Methoden suchen sich die besondere Kraft der Imagination zunutze zu machen und die in ihr liegende Fähigkeit zu befreien, so auch die Psychosynthese. Sie ist "... in besonderem Maße an der Regulierung, Entwicklung und Anwendung der Imagination interessiert, da dies einer der besten Wege zur Synthese der verschiedenen Funktionen ist". (Assagioli 1988, S. 167) In anderen Worten: Über die Vorstellungskraft kann die Entwicklung der Persönlichkeit besonders leicht angeregt werden.

Innere Bilder haben Kraft; sie sind Träger psychischer Energie. Emile Coué, der die Praxis der bewussten Autosuggestion entwickelt hat, glaubte, dass die Imagination die stärkste psychische Kraft überhaupt ist. Die Vorstellungsbilder, besonders, wenn sie durch Wiederholung verstärkt werden, bahnen innere Wege, die immer tiefer eingefahren werden und sie erzeugen auch äußere Verhaltensweisen. Genau das macht sich die Werbeindustrie zunutze und setzt uns verführerische Bilder in den Kopf, die unsere Wünsche so gut manipulieren, dass unser Wille geschwächt und im Untergrund verändert wird. Wir merken es oft nicht einmal. Coué war auch der Ansicht, dass wir uns unaufhörlich selbst mit Autosuggestion beeinflussen. Nur geschieht das unbewusst, über die alten Bilder und Botschaften, die wir gespeichert haben, die wir wiederholen und die oft schwächenden Charakter haben. Seine Methode der bewussten Autosuggestion hat zum Ziel, diese schwächenden Botschaften in stärkende, heilsame zu verwandeln.

Die berühmte Coué'sche Formel dazu lautet: "Es geht mir mit jedem Tag in jeder Hinsicht immer besser und besser." Die schlichte Methode, morgens und abends in entspanntem Zustand zwanzig mal die Formel zu wiederholen, hatte durchschlagenden Erfolg und breitete sich weltweit aus. Ganze Schulen des "Positiven Denkens" sind daraus entstanden, ein Begriff, der nicht sehr glücklich gewählt wurde. Er legt nahe, dass es nur um eine Veränderung des Denkens gehe. Coué aber wusste sehr wohl, dass die Wirkung der Autosuggestion darauf beruht, dass die Worte eine innere Vorstellung erzeugen. Die Worte rufen etwas im Innern auf, sie sprechen weitere Schichten an, die über das Denken hinausgehen: Die Imagination ist nämlich eine außerordentlich synthetische Funktion, sie kann Empfindungen, Gefühle, Gedanken und Intuitionen in ein einziges Bild zusammenfügen. Und nicht nur in ein Bild, denn die Imagination beschränkt sich nicht aufs Visuelle, sie beinhaltet auch andere sinnliche Wahrnehmungen. Sie können das hier erproben:

> Stellen Sie sich doch einmal eine sommerliche Blumenwiese vor, sehen Sie das grüne Gras, vielleicht auch Blumen und Obstbäume, einige Vögel, die im Baum sitzen oder umherhüpfen, sehen Sie den blauen Himmel und die helle, strahlende Sonne. Sie können auch hören, wie die Vögel zwitschern oder die Insekten summen oder wie ein leiser Wind die Blätter rascheln lässt. Sie können sich vorstellen sich unter einem Baum niederzulassen, sich mit dem Rücken an den Stamm zu lehnen und seine rauhe Rinde zu fühlen und den festen Halt, den der Stamm Ihnen gibt. Sie können den Boden unter Ihren Füssen spüren und die Wärme der Sonne auf Ihrer Haut. Lassen Sie Ihre Hand über das weiche Gras gleiten, das Ihre Handflächen kitzelt und streichelt. Schließen Sie einen Moment die Augen und erlauben Sie sich, sich auf dieses Empfinden von Weichheit und sanfter Berührung zu konzentrieren... Wie fühlt es sich an? Nehmen Sie wahr, wie der Rhythmus Ihres Atems sich verändert und

wie ihr Körper sich langsam entspannt... Während Sie die Augen wieder öffnen und das grüne Gras betrachten und seinen frischen Duft riechen, sehen Sie, dass in der Reichweite Ihrer Hand ein Sauerampferpflänzchen wächst. Pflücken Sie einige Blättchen, riechen Sie daran und jetzt stecken Sie sie in Ihren Mund und genießen Sie die sanfte Säure auf Ihrer Zunge... Wie schmeckt es?

Konnten Sie erleben, wie eine ganze innere Welt erwacht ist? Wieviele sinnliche Komponenten ein solches inneres Bild hat, über das rein visuelle Sehen hinaus? Wie der Körper ergriffen und lebendig wird, wenn wir uns auf ein inneres Bild einlassen?

Höchste Zeit, meint Roberto Assagioli, zu lernen, die Macht der Vorstellungskraft für konstruktive Zwecke zu nutzen. Dazu müssen wir uns der Imagination als seelischer Kraft überhaupt erst einmal bewusst werden. Wenn wir beginnen, mit der Imagination zu arbeiten, werden wir schnell darauf stoßen, dass wir sie sehr wenig beherrschen. Wir werden uns dann bewusst, dass die Bilder meistens machen, was sie wollen! Die Bilder haben einen erstaunlichen Eigenwillen; einen Eigenwillen, der Alice in Wunderland und Spiegelwelt weit über den Kopf wächst. Alice wird ganz atemlos im Strom der Ereignisse, die immer unsinniger, immer chaotischer zu werden drohen. Die Welt scheint mehr und mehr aus den Fugen zu geraten. Wie kann es uns gelingen, das Durcheinander der inneren Bilder und Gedankenwelten zu stoppen und dem imaginativen Prozess Struktur und Sinn zu verleihen? Höchste Zeit, aus dem Kaleidoskop der Bilder zu erwachen – so wie Alice! Dazu brauchen wir den Willen.

"In der Praxis spielen sich die entscheidenden Dinge zwischen Willen und Imagination ab", sagt Assagioli (1988, S. 166). Es gilt also, mit beiden zu arbeiten. Coué war der Ansicht, dass bei einem Konflikt zwischen Vorstellungskraft und Wille immer erstere gewinnt. Jeder, der zum Beispiel einmal versucht hat, abzunehmen, sich das Rauchen abzugewöhnen oder irgendeine Gewohnheit zu verändern, weiß das: Wenn das Bild der brennenden Zigarette auftaucht, wird der Vorsatz oft überwältigt! Im Ausüben einer direkten Kontrolle über die alteingesessenen Bilder der Vorstellungskraft ist der Wille ziemlich schwach und wirkungslos.

Gleichwohl hängen Wille und Vorstellungskraft ganz eng zusammen: Augustinus spricht von den Bildern als Gedanken der Seele. Die Psychologie bezeichnet die Vorstellungen und geistigen Bilder als Sprache des Unbewussten. Die Bilder werden in tiefen Seelenschichten entworfen und "nach oben" ins Bewusstsein entlassen, um eine Botschaft dorthin zu überbringen. Die Bilder und Symbole tragen psychische Energie in sich, die Form gefunden hat im jeweiligen Bild. Ohne energetische Ladung entstehen keine Vorstellungen. Wir wissen das gut und können über die Bilder Rückschlüsse ziehen auf die qualitative Art der Ladung, auf den jeweiligen Affekt, der das Bild gestaltet. Denken Sie an Alicens "als-ob"-Spiel: Wenn sie ihrem Kindermädchen vorschlägt, der Knochen zu sein, während sie selbst, Alice, eine Hyäne sein möchte, können wir uns sofort denken, dass es dabei um eine darunterliegende Wut geht. Die tiefen Strebungen und Wünsche formen den Gehalt der Bilder.

So beschreibt es auch die Unendliche Geschichte: Durch seine Wünsche kann Bastian Phantásien neu entstehen lassen! Phantásiens Bilderwelten werden direkt aus den Wünschen geboren! Aus den Wünschen und nicht etwa aus unserem bewussten Willen: Sie werden geboren aus den Wünschen, die unbemerkt in den verborgenen Tiefen der Seele, im Dunkel unseres Unbewussten entstehen. "...Wünsche kann man nach Belieben weder hervorrufen noch unterdrücken. Sie kommen aus tieferen Tiefen in uns als alle Absichten, mögen diese nun gut oder schlecht sein", erfährt Bastian. Es ist die Wunschkraft, die den Bildern ihre außerordentliche Dynamik verleiht. Der bewusste Wille hingegen ist viel zu schwach, um sich erfolgreich dagegen stellen zu können.

"Jedes Bild hat in sich eine vorwärtsdrängende Kraft", sagt Assagioli (1988, S. 166).

Wenn diese Kraft sich selbst überlassen wird, wenn wir uns passiv der inneren Welt ausliefern, entwickelt sie Eigendynamik: Das Kräftespiel der Psyche nimmt seinen Lauf. Wenn kein Ich da ist, das dem Geschehen Sinn verleiht, drohen Chaos und Strukturverlust – wie bei Alice. Wenn ein Ich da ist, das sich mit dem Machtwillen identifiziert, drohen Zerstörung und Untergang – wie in der Unendlichen Geschichte. Zunächst in der inneren Welt, dann aber auch in der äußeren: "Vorstellungen und seelische Bilder tendieren dazu, die psychischen Zustände und die äußeren Handlungen hervorzubringen, die ihnen entsprechen." (Assagioli 1988, S. 166)

Es geht also darum, Wege zu finden, wie Wille und Vorstellungskraft auf wirkungsvolle, konstruktive Weise zusammenarbeiten können, anstatt sich zu bekämpfen. Es geht um eine Neugestaltung der Beziehung zwischen Vorstellungskraft und Willen. Nur wenn beide an einem Strang ziehen, können sinnträchtige, zukunftsfähige Bilder entstehen.

"Imagination als Raum der Freiheit"

Wachet auf! Wachet auf! Es krähet der Hahn!
Liedzeile

In ihrem Buch "Imagination als Raum der Freiheit" schreibt Verena Kast: "Der Raum der Imagination ist der Raum der Freiheit – ein Raum, in dem auf ganz natürliche Weise Grenzen überschritten, Raum und Zeit relativiert, Möglichkeiten, die wir nicht mehr oder noch nicht haben, erlebbar werden. Der Raum der Imagination ist der Raum der Erinnerung, er ist aber auch – und das in erster Linie – der Raum der in die Gegenwart hereingeholten Zukunft." (Kast 1999, S. 11) Freiheit ist ein hohes Gut. Sie birgt auch Gefahren.

Ein waches Ich ist gefragt im imaginativen Prozess. Wenn der Freiheitsraum der Bilder Wirkkraft hat, wenn Bilder Zukunft beeinflussen können – "Imagination ist der Raum der in die Gegenwart hereingeholten Zukunft" –, dann ist es von großer Bedeutung, dass es die Möglichkeit einer Entscheidung darüber gibt, welche Bilder wir uns machen wollen. Deshalb betont auch Assagioli immer wieder, wie wichtig es ist, beim Umgang mit den inneren Bildern und Kräften vom Zentrum auszugehen.

"Imagination als Raum der Freiheit" – Bastian hat mit beiden Seiten der Freiheit Erfahrung gemacht. Wie wir alle, ist er zunächst im Umgang mit den Bildern, die er sich macht, von unbewussten Kräften gesteuert. Seine Wünsche werden in Phantásien Wirklichkeit und er geht mit dieser Wunschkraft um, wie es ihm gerade in den Sinn kommt. So setzt er allerlei in die Welt, zum Beispiel einen schrecklichen dreiköpfigen Drachen mit tödlichem Giftstachel. Die hässlichen Arachai, die auch die Immer-Weinenden genannt werden, verwandelt er in die Schlamuffen, die Immer-Lachenden. Mit diesen wird er später eine schlimme Begegnung haben, an der er fast scheitern wird. Wir alle glauben mehr oder weniger, wir dürften in unserer inneren Phantasiewelt alles tun, wozu wir Lust haben, so wie Bastian! Und so wie er brauchen auch wir drastische Erfahrungen, die uns zeigen, dass dies nicht weiterführt. In den letzten Jahren haben uns erschreckende Ereignisse nahegelegt, dass die Freiheit der Bilderwelten ihre Grenzen besitzt. Das Reich der Phantasie, der inneren Welt ist nicht einfach "nur Phantasie". Die inneren Bilder wirken, sie schaffen Wirklichkeiten – letztlich auch in der äußeren Realität. Die Bilder unserer heutigen Fernseh-, Film- und Videowelt können sich im Innern festsetzen, Aggressionsbereitschaft verstärken und Aggressionsausbrüche fördern. Jugendliche, die Szenen aus Gewaltvideos in Wirklichkeit umsetzen, haben uns das Fürchten gelehrt.

In der Unendlichen Geschichte erfährt Bastian von Graógramán, dass die Inschrift durchaus nicht bedeutet, dass er tun kann, wozu er Lust hat. Die Worte fruchten wenig, als Bastian sie hört. Er ist im Rausch der Bilder befangen, im Rausch der Macht darüber, dass seine Wünsche eine innere Welt der Bilder ganz nach seinem Belieben erstehen lassen können! Das ist zunächst eine befreiende, belebende und stärkende Erfahrung. Doch dann nimmt der Rausch überhand, die innere Welt gerät mehr und mehr aus den Fugen, bis Bastian schließlich zur Besinnung kommt.

An dieser Stelle sind wir am zweiten großen Einschnitt der Geschichte angelangt. Der erste Einschnitt ist dort, wo Bastian den Sprung hinein ins Reich von Phantásien wagt. Dies ist einerseits eine lebenswichtige und mutige Tat, gleichzeitig flüchtet er damit aber auch aus seiner Lebenswelt. Er kann die Einsamkeit nach dem Tod der Mutter, den niedergedrückten Vater, der ihn in seiner Trauer nicht beachtet, und die Demütigung durch seine Mitschüler nicht mehr ertragen. So wie er machen wir es auch, wenn wir der äußeren Welt den Rücken kehren, uns Tagträumen und Phantasiewelten zuwenden, in Bücher, Filme oder Videospiele abtauchen und uns in wirklichkeitsfremde und illusionäre Selbst- und Weltbilder flüchten. Bastian wird in Phantásien von Anfang an gewarnt, dass er in Verbindung mit der äußeren Wirklichkeit bleiben müsse, wenn er im Reich der inneren Welten nicht verloren gehen will. Die inneren Bilder brauchen den Bezug zur äußeren Wirklichkeit, damit sie keine losgelöste Eigendynamik entwickeln und außer Rand und Band geraten. Die Warnung nützt nichts. Genau das geschieht. Fast geht Bastian verloren. Und das bringt ihn an seinen zweiten Wendepunkt: Er erkennt jetzt, wie verführerisch und gefährlich die Faszination der Bilder ist! Die Faszination, der Rausch der Bilder kann leicht bewirken, dass man sich in ihnen verliert und die kritische Distanz aufgibt. Es gelingt dann nicht mehr, zurückzutreten und das Geschehen aus einem wachen Ich heraus wahrzunehmen.

Wie aber können wir das merken? Wir brauchen dafür ein Hilfsmittel. Bastians Hilfsmittel ist der Schrecken, der ihm in der Alten Kaiser Stadt vor Augen geführt wird. Dort sind all jene versammelt, die Kaiser von Phantásien werden wollten: Weil sie nicht mehr in die wirkliche Welt zurückfinden konnten, haben sie alle sinnhaften Zusammenhänge menschlichen Lebens und sozialer Bezogenheit verloren. Sie sind verrückt geworden. Als Bastian das sieht, ist der zweite große Einschnitt der Geschichte erreicht: Blitzartig wird er vom Rausch der Macht ernüchtert. Er erwacht aus dem Kaleidoskop der Bilder, aus seinem Gefangensein im Kräftespiel der Psyche. Er erwacht und erkennt seine Situation – so wie Alice.

Das Erwachen ist bei Alice das Ende der Erzählung. Die Unendliche Geschichte führt aber viel weiter und hier ist das Erwachen aus dem Bilderrausch die unabdingbare und rettende Voraussetzung für alles weitere. Bastian erwacht durch den heillosen Schrecken in der Alten Kaiser Stadt. Wenn wir nicht auf den Schrecken warten wollen, der uns aufweckt, welche Hilfsmittel können wir uns suchen? Welchen "Wecker" können wir nutzen? Lassen Sie mich Ihnen ein Beispiel geben:

Was Filme betrifft, bin ich in den Augen meiner Familie ein hoffnungsloser Fall. Ich erkundige mich vor jedem Film genauestens, wovon er handelt und um was es dabei geht, denn ich lasse mich von den Geschichten und Bildern mitreißen. Die Bilder eines Filmes, den ich gesehen habe, können noch wochenlang in mir lebendig sein, wenn sie eindringlich genug sind. Ich achte deshalb sehr darauf, von welchen Bildern ich mich begleiten lassen möchte. Nicht nur die Bilder, auch die Geschichte eines Filmes nimmt mich sehr gefangen. Ich identifiziere mich mit dem Geschehen und mit den Menschen, deren Geschichte erzählt wird. Ich erlebe wirklich mit, was auf der Leinwand, was auf dem Bildschirm geschieht. Dabei vergesse ich völlig, dass es sich nur um einen Film handelt! Immerhin habe ich inzwischen von Alice gelernt. Ich weiß, wie ich aufwachen kann! Wenn es mir zu bunt wird, wenn die Bilder zu eindringend, zu gewalttätig oder auf andere Weise destruktiv werden, "wache ich auf" und schalte den Fernseher ab oder verlasse den Raum. Bei Filmen kann das eine hilfreiche Art des Umgangs sein.

Verschiedene psychotherapeutische Methoden nutzen diese Technik auch für die inneren Bilder. Coué hat zum Beispiel eine Kurzformel für störende Vorstellungen aller Art entwickelt. Sein

“Ça passe, ça passe, ça passe…”, “es geht vorüber, es geht vorüber, es geht vorüber”, wird oft auch mit “Weg! Weg! Weg!” wiedergegeben. Auch Verena Kast beschreibt im Abschnitt ihres Buches, in dem es um die Kontrollfähigkeit des Ich gegenüber den inneren Bildern geht, eine Vorgehensweise, die eine Unterbrechung der inneren Bilder beinhaltet: Wenn man bemerkt, dass die inneren Bilder eine negative Färbung annehmen, soll man “Stopp” rufen, sich vielleicht auch ein großes Stoppschild vorstellen und sich danach durch tiefes Atmen entspannen. Darauf folgt eine positive Verstärkung, indem man sich eine angenehme Szene vorstellt.

> An einem Tag, an dem Sie Zeit dafür haben, können Sie sich eine Küchenuhr oder einen Wecker nehmen und eine Uhrzeit einstellen, z.B. etwa eine Stunde später. Wenn es klingelt, machen Sie sich bewusst, in welcher inneren Vorstellungswelt Sie sich gerade aufgehalten haben. Was haben Sie gedacht? In welchen Bilderwelten sind Sie gerade herumspaziert? Welche Gefühle sind gerade in Ihnen lebendig? Was ging in Ihrer inneren Welt vor? Machen Sie sich das bewusst und machen Sie sich darüber ein paar Notizen, zum Beispiel in Ihr Tagebuch. Dann stellen Sie den Wecker erneut auf eine beliebige Zeit ein. Wiederholen Sie das den Tag über mehrmals, um sich im Aufwachen, im Bewusstwerden zu üben.

Das Anhalten, das Aufwachen ist ja doch der unumgängliche Beginn eines jeden Selbstentfaltungsprozesses – und es gibt davon unzählige, unser Weg der Entwicklung ist lang und vielfältig! Jedes neue Lebensthema, das sich zeigen, das ausgetragen, geboren und verwirklicht werden will, fängt immer wieder neu mit dem Erwachen aus alten, festgefügten Bildern an. Erst nach dem Aufwachen können wir wählen, welche Bilder wir in unserem Seelengarten pflanzen, welche wir hegen und pflegen wollen. In der Psychosynthese sprechen wir von der “Technik der Ersetzung”, wenn wir unsere Aufmerksamkeit bewusst einem positiven Inhalt oder Bild zuwenden. Denken Sie daran: *Wo du eine Rose züchtest, mein Freund, kann keine Distel wachsen.*

"Im Anschauen unserer Bilder werden wir gewandelt..."

...hindurchzugehn durch dieses Sich-Verschieben
unangeweifelt, aufrecht, unbeirrt
von Tag zu Nacht, von Nacht zu Tag getrieben,
aus denen unaufhaltsam Leben wird...
Rainer Maria Rilke

Die Menschen haben das Unsagbare schon immer in Bildern ausgedrückt. Das Bild ist dem Unaussprechlichen näher als das gesprochene Wort. *Die Seele denkt nie ohne ein Bild*: Wir können so die Bilder auch als Vermittlungsinstrument zwischen dem Bewusstsein und dem Unbewussten verstehen – und nutzen! Die Tiefenpsychologie hat begonnen, sich mit diesen Seelenbildern zu befassen, mit dem Ziel, sie aus dem mythologischen Raum des Unbewussten hervorzuholen, sie ans Licht des Bewusstseins zu bringen, so dass sie angeschaut und durch das Begreifen hindurch "verdaut" werden können. Dann wirken sie nicht mehr "einfach so" auf uns, sondern wir können sie durch unsere Eigenaktivität aufschließen, so wie der Verdauungstrakt das mit der Nahrung tut: Sie wird zerkaut, zerlegt und im Prozess des Durchgangs durch den Körper kann entschieden werden, was "einverleibt" wird und was als nicht zuträglich wieder hinausbefördert und zurückgelassen werden soll.

Deshalb sprach C.G. Jung, der die Methode der Aktiven Imagination entwickelt hat, davon, dass das Ich Stellung beziehen muss. Auch Roberto Assagioli sagt, dass die Bilder und Kräfte des Inneren nicht sich selbst überlassen werden dürfen, es muss jemanden geben, der ihnen gegenübertreten und den "Verdauungsprozess" steuern kann. Das erwachte Ich kann den Bildern zum Partner werden und mit ihnen kommunizieren.

Durch das Erwachen aus dem Bilderrausch wird Bastian ins Änderhaus geführt. Die Willenswandlung, die er dort erlebt, ermöglicht einen anderen, einen neuen Umgang mit den inneren Bildern und Kräften. In der akzeptierenden Umgebung des Änderhauses werden Wille und Vorstellungskraft auf neue, konstruktive Weise miteinander in Beziehung gesetzt. So wird Bastians wahrer Wille geboren: der Wille, sich wieder dem wirklichen Leben zuzuwenden, den Weg zurück zu gehen, sich seinen tatsächlichen Lebensumständen zu stellen und seine Probleme anzugehen und zu lösen. Der Wille, seine Erfahrungen in Phantásien, den neu gewonnenen Reichtum seiner inneren Bilderwelt für sein Leben nutzbar zu machen.

Das Änderhaus ermöglicht die Wende. Hier wird die atemlose Geschwindigkeit des Geschehens unterbrochen. Ruhe kann einkehren. Hier ist der Ort der Besinnung, des Atemholens, der Entschleunigung. Es gibt Urlaub von der Dramatik der Ereignisse. So ist ein neuer Blickwinkel möglich: "Letztendlich kommt es nicht in erster Linie auf die Dramatik, kommt es weder auf die wundervolle Schönheit noch auf die abschreckende Scheußlichkeit der inneren Bilder an, sondern auf die Bereitschaft des Ichs, die Bilder bewusst anzuschauen und auf den Willen, mit ihnen zu arbeiten. Diese Bereitschaft kommt aus einer Mitte, die bilderlos ist." (Winter 2003) Im Änderhaus sind wir an diesem inneren Ort, dieser bildlosen Mitte angekommen.

Als ich sagte, die Faszination, die von Bildern ausgeht, verführe dazu, die kritische Distanz aufzugeben, habe ich mit den Worten "kritische Distanz" bestimmte Vorstellungen hervorgerufen. Vorstellungen, die möglicherweise nicht sonderlich hilfreich sind. Denn das Wort "Distanz" kann das Bild eines Sich-Abtrennens auslösen und die "kritische Distanz" kann vollends die Vorstellung erzeugen, dass es darum gehe, seine Gefühle abzuschneiden. Aber genau darum geht es nicht! Es geht stattdessen um einen Schritt der Bewusstwerdung! Es geht darum, eine andere Beziehung zu den Bildern zu gewinnen. Greifen wir lieber noch einmal auf das Änderhaus zurück, das wir schon so oft als Vorstellungsmodell herbeigerufen haben, weil es ein gutes, weiterführendes Bild in uns erwecken kann:

Stellen Sie sich inmitten eines weitläufigen, duftenden Rosenhages ein ganz behaglich daliegendes Haus vor. Ein Haus, das nicht aus harten, glatten Mauern erbaut, sondern organisch wie ein großer, bauchiger Kürbis geformt ist, behäbig und gemütlich. Während Sie näher an das Haus herangehen, sehen Sie – so wie Bastian – dass es nicht fest ist, sondern sich stetig und langsam verändert "etwa mit der Geruhsamkeit, mit der eine Schnecke ihre Fühler hervorschiebt". Im Herankommen hören Sie – so wie Bastian auch – eine warme, schöne Frauenstimme singen: "Hundert Jahre, lieber Gast, warten wir auf dich. Da du hergefunden hast, bist du's sicherlich. Dass du Durst und Hunger stillst, alles steht bereit. Alles, was du suchst und willst, auch Geborgenheit, Trost nach allem Leid. Ob du gut warst oder schlecht, wie du bist, so bist du recht, denn dein Weg war weit."

Was löst dieses Bild in Ihnen aus, wenn Sie es einen Moment auf sich wirken lassen? Kehrt auch bei Ihnen Ruhe ein, eine Empfindung des Stillewerdens, des Ankommens? Fühlen Sie, dass Sie sich hier unbesorgt niederlassen und rasten können?

Hier, im rosenumwachsenen, im lebendig pulsierenden, im mutterbauchartigen Änderhaus, hier, wo wir uns willkommen fühlen können, können wir endlich da sein, mit allem was wir sind, rückhaltlos – ganz! Hier kann in aller Gemächlichkeit ein neuer Blickwinkel in uns erwachsen, kann sich eine einfühlsame Zuwendung ausbilden, kann eine achtsame Aufmerksamkeit erstehen. Hier können wir wieder werden wie die Kinder: offen, staunend, zugewandt und neugierig auf die Welt und auf das Leben selbst. Hier können wir eine wache, zugewandte Beobachterposition einnehmen und eine Distanz finden, die freien Atemraum lässt. So können wir die Bilder unserer Innenwelten erst einmal in aller Ruhe anschauen und ganz nüchtern erkunden: Was lebt da eigentlich alles in mir? Was tummelt sich in meinem Inneren? Was wächst in meinem Phantásien, auf meinem kleinen Planeten? Welche Gestalten bevölkern mein Wunderland?

In diesem Atemraum geschieht bereits Veränderung. Wenn wir aus einem guten, befreienden Abstand heraus schauen können, gewinnen wir einen anderen Blickwinkel. Vor hier aus sehen unsere Bilder bereits anders aus als zuvor. Bestimmt haben Sie das schon oft erlebt. Wenn Sie wollen, können Sie es hier und jetzt noch einmal in einem inneren Experiment erfahren:

Setzen Sie sich an einen stillen Ort, an dem Sie eine Weile lang ungestört sein können. Machen Sie es sich bequem und entspannen Sie sich.

Stellen Sie sich vor, Sie sind an einem guten, sicheren Ort. Ein Ort, so wohltuend wie das Änderhaus, ein Ort, wo Hunger und Durst gestillt werden, wo Geborgenheit und Trost bereit stehen. Ein Ort, an dem Sie erleben können, "ob du gut warst oder schlecht, wie du bist, so bist du recht". Ein Ort, an dem Sie sich wirklich niederlassen, Atemraum gewinnen und dasein können.Sie können dafür einen Ort aus ihrem Leben nehmen, aus einem Buch oder Film, oder auch einen in Ihrer Phantasie erschaffen. Wichtig ist nur, dass Sie sich dort wohl, geborgen und sicher fühlen. Lassen Sie sich nieder und nehmen Sie sich einen Moment, um auch innerlich anzukommen. Fühlen Sie im Körper nach, wie es ist, hier zu sein....

Während Sie sich dieses inneren Bildes eines guten Ortes bewusst bleiben, lassen Sie allmählich ein anderes Bild aus Ihrer Erinnerung aufsteigen, ein Bild, das Sie gerne verändern würden. Das kann ein Bild aus einem Traum sein oder auch eine Erinnerung, die Sie immer wieder störend aufsucht. Es kann etwas lange Zurückliegendes sein oder auch eine Szene, die Sie erst kürzlich erlebt haben, die sie verärgert, bedrückt oder irrititert hat.

Wenn Sie ein Bild gefunden und ausgewählt haben, stellen Sie es in einem guten Abstand zu sich hin, in eine Entfernung, die Ihnen passend erscheint. Machen Sie sich erneut bewusst, dass Sie immer noch an dem guten Ort sitzen, dass Ihr Körper sich dort wohlfühlen und entspannen kann. Von hier aus schauen Sie nun, ohne irgendetwas zu tun, auf das störende Bild. Lassen Sie sich Zeit... Stellen Sie immer wieder einmal sicher, dass Sie an Ihrem guten Platz sind, dass der sichere Abstand gewahrt bleibt.

Wie sehen Sie das störende Bild jetzt? Wie kommt es Ihnen vor, wenn Sie es von hier aus betrachten? Verändert sich etwas im Bild ? Ändert sich Ihr Blickwinkel? Sehen oder fühlen oder erkennen Sie Neues?

Mit der Zeit mag es uns immer leichter gelingen, nicht nur im Änderhaus anzukommen, sondern die Qualität des Änderhauses in uns selbst zu errichten. Vielleicht können wir dann so wertfrei, verständnisvoll und willkommenheißend auf die Bilder unserer Seele schauen, wie das die Gastgeberin im Änderhaus Bastian gegenüber kann – und das ganz ohne Naivität oder Beschönigung, sie weiß bis ins Detail um alle seine Taten bis hin zur Zerstörung des Elfenbeinturmes!

Das achtsame Anschauen, das zugewandte Wahrnehmen der inneren Bilder und Vorstellungswelten verändert sie. Die Bilder, so haben wir gesagt, sind Ausdruck unbewusster Wünsche und Bedürfnisse, sie sind ein Aufruf tiefer Seelenschichten, die von einem Hunger erlöst werden wollen. Erinnern Sie sich an das neugeborene Baby, das sich hochstemmt, um die Augen der Mutter zu suchen, das nach Seelenbegegnung verlangt? Die anwesenden Augen der Mutter, die wirkliche Seelenbegegnung gibt Antwort. Liebevolle Aufmerksamkeit ist Nahrung für die Seele. Wenn wir die Bilder unserer Seele wirklich anschauen, bekommen sie, was sie brauchen, um sich weiterzuentwickeln. Dann können sie aus ihrer Erstarrung erwachen und wieder in den großen Lebenstrom einmünden, der in stetiger Veränderung weiterfließt, sich wandelnd, wachsend, seinem Ziel zustrebend.

Alles gedeiht besser, wenn es liebevoll betrachtet wird. Es gibt sogar Untersuchungen, die herausgefunden haben, dass Zimmerpflanzen, die liebevolle Aufmerksamkeit erhalten, besser gedeihen als andere, die nicht beachtet werden, auch wenn diese ebensogut gegossen und gedüngt werden wie jene. Es gibt übrigens auch Untersuchungen, die besagen, dass unerwünschte Kinder viel häufiger untergewichtig sind und ein labileres Immunsystem haben. Sie sind tatsächlich anfälliger für Krankheiten als Kinder, die geliebt und willkommen geheißen sind.

Imagination ist der Raum der Freiheit, der unendlichen Vielfalt, der ungezählten Möglichkeiten. Wie können wir inmitten all der schwindelerregenden Vielfalt unserer Vorstellungswelten eine persönliche Auswahl, eine eigene Entscheidung treffen? Wir müssen ja doch entscheiden was wir in unserem Leben tatsächlich verwirklichen wollen. Schließlich geht es darum, die Kraft, die in den inneren Bildern enthalten ist, ins Leben zu bringen.

Das Änderhaus kann uns dabei helfen: Hier gibt es Freiheit zur eigenen Wahl. Freiheit von der Prägung durch unsere Vergangenheit ebenso wie Freiheit von der Verführung einer richtungslosen, bindungslosen "Tu was du willst"-Gegenwelt, die Bastian in allen Tiefen ausgelotet und zuende gelebt hat. Die Freiheit der Bilderwelten braucht einen Halt. Und ganz genau so wie das winzige Baby ohne die empathischen, zugewandten, anwesenden Augen der Mutter verloren geht, genau so wie die suchende Seele ohne die Augen der Mutter im Unbewussten allein gelassen wird, ergeht es auch den Seelenbildern, den Bildern unserer Phantasiewelten, wenn keiner da ist, der sie sieht; der ihnen wirklich und anwesend gegenübertritt und ihrer mit liebendem, achtsamem Blick gewahr ist. Ein Blick, der nicht bewertet, der nicht droht, der nicht fordert oder abwehrt. Ein Blick der wahr-hat und sagt: "Du bist da. Ich sehe dich". Es ist die Präsenz, die Anwesenheit, die den nötigen Halt und die hilfreiche Orientierung geben kann.

Roswitha ist eine junge, alleinerziehende Frau mit zwei Kindern. Ihre eigenen Eltern suchten nach einer geistigen Welt und taten sich mit der Lebensbewältigung in der äußeren Wirklichkeit und dem Alltäglichen ihrer Familie sehr schwer. Roswitha lebte so mit ihren Geschwistern ein vernachlässigtes, ganz unberechenbares Leben mit einschneidenden und unvorhersehbaren Ereignissen. Die Eltern kamen nicht miteinander zurecht und trennten sich, als Roswitha noch sehr klein war. Eines Tages war die Mutter gegangen, die Kinder blieben beim Vater zurück. Roswitha, die sich seelisch ganz mit der Mutter verbunden fühlte, fiel in eine Schockstarre, aber sie schützte die Mutter weiterhin in ihrer Gefühls- und Vorstellungswelt vor jedem Vorwurf. Während die Mutter positiv besetzt war, war der Vater für Roswitha fern und fremd, so dass sie sich beim plötzlichen Weggang der Mutter gänzlich verlassen fühlte. Zu den Gefühlen ihrer Kindheit hatte sie wenig Zugang, schlimme Ereignisse berichtete sie sachlich und emotionslos. Nachdem wir über längere Zeit miteinander gearbeitet und uns immer wieder im Gang ins Änderhaus geübt hatten, kam Roswitha zu einer Sitzung und berichtete von einer Imagination, die sie zuhause durchgeführt hatte. Sie hat eine große Bildbegabung und arbeitet häufig für sich selbst damit. Jetzt schilderte sie, was sie erlebt hatte: Sie sah sich als Kind auf der Steintreppe ihres Kindheitshauses sitzen. Ein Schreien war zu hören, ein Schmerzgeschrei. Zu ihrer Verwunderung stellte sie fest, dass es aus den Steinen kam. Aus den Steinen der Treppe. “Es ist”, sagte Roswitha zu mir, “als hätten die Steine die Schmerzen über all die Jahre für mich getragen”. Dies rührte sie an, ihre Augen waren weich und verschleiert. “Danach”, erzählte sie weiter, “ging ich ins Haus. Was jetzt?, dachte ich. Jetzt ist da die Leere. Die Mutter ist gegangen. Was jetzt? Da sah ich meinen Vater und meine Geschwister. Ich sehe meinen Vater an. Er kann diese tiefen Sehnsuchtsgefühle nicht beantworten. Aber er ist da. Ich kann ihn jetzt so nehmen. Er ist da! Und dann schaue ich auf meinen kleinen Bruder. Und ich sehe, wie verwirrt er ist. Nicht durch den Weggang meiner Mutter, sondern durch meinen Schmerz. Er schaut auf mich und er kann meinen Schmerz nicht ertragen."

In dieser Imagination hat Roswitha ein ganz neues Bild ihrer Vergangenheit gewonnen. Die Erinnerungsbilder haben sich nicht verändert: Es war so, wie es war. Die Mutter war gegangen, die Leere blieb. Aber Roswithas Blickwinkel hat sich verändert. Als sie den Schmerz zuließ, den "die Steine für sie getragen" hatten, konnte sie eine neue Beziehung zum Vater finden, eine von realistischer Einschätzung, von nüchterner Wirklichkeit getragene Beziehung. Zusammen mit dem Vater tauchte jetzt auch der kleine Bruder aus der Versteinerung ihrer Verlassenheitsgefühle auf. Die Kindheitserinnerungen und die Menschen ihrer frühen Lebensgeschichte konnten aus den festgefügten "Standbildern" erwachen und wieder lebendig werden. Auf der Basis des neugefundenen, nüchternen Vaterbildes ist Roswithas Beziehung zu ihrer Mutter seither in Bewegung gekommen.

Den Blickwinkel des Änderhauses können wir nicht dauernd bei uns behalten. Wir verlieren ihn leider immer wieder. Das Änderhaus ist ein Gästehaus, ein Ort des vorübergehenden Aufenthaltes. Es ist kein bleibender Wohnort. Aber jeder Aufenthalt in ihm lässt ein wenig von seiner heilsamen Qualität in uns zurück und lässt Wandlungskraft in uns anwachsen.

Auch wenn wir nicht darin bleiben können, wir können immer wieder aus eigener Entscheidung heraus dort hingehen. Wissend, dass es von hier aus, aus der Position eines achtsamen, wahrnehmenden Ich, Freiheit von der Festlegung der Vergangenheit gibt, dass sich von hier aus eine neue, selbstgestaltete Zukunft auftun kann. Immer dann, wenn jemand da ist, der die Bilder wahr-hat, wenn ein waches Ich darin anwesend ist, das ihnen *unangezweifelt, aufrecht, unbeirrt* gegenübertritt, kann Neues geschehen:

Dann kann eine Zukunft daraus erwachsen, die nicht pure Wiederholung der Vergangenheit, sondern wirklich neu ist. Dann kann *von Tag zu Nacht, von Nacht zu Tag* neues Leben entstehen.

Neue Freundschaft: Wille und Imagination

In jedem ist ein Bild
Des was er werden soll.
Solang du das nicht bist
Ist nicht Dein Friede voll.
Angelus Silesius

Coué sagt über die Beziehung zwischen Willen und Unbewusstem: "Bei der Ausübung der bewussten Autosuggestion soll sich der Wille nicht wie ein Herrscher einschalten, der imperativ gebietet, sondern wie ein Führer, der das Unbewusste lenkt und es freundschaftlich bittet, dies oder jenes zu tun... Lässt man den Willen hingegen wie einen despotischen Herrscher agieren, sträubt sich das Unbewusste. Es führt dann nicht nur den ihm erteilten Befehl nicht aus, sondern tut sogar genau das Gegenteil davon." (Coué S. 111) Deshalb muss Bastians Machtwille, der Wille, sich zum Herrscher über ganz Phantásien aufzuschwingen, ins genaue Gegenteil führen, nämlich in den Untergang! Der Machtwille ist, wie wir bereits wissen, ein aus dem Gleichgewicht geratener Wille, bei dem der Aspekt der Stärke überwiegt. Erinnern wir uns an Assagiolis Aussage: Die wirksamste und befriedigendste Rolle spielt der Wille nicht als eine Quelle direkter Macht oder Kraft, sondern als die Funktion, die unter unserer Kontrolle alle anderen Funktionen und Kräfte unseres Seins anregen, regulieren und leiten kann, damit uns diese zu unserem vorbestimmten Ziel führen können.

Im Änderhaus verliert Bastians Wille seinen Despotismus. Sein Wille, über andere zu herrschen, schwindet. Ein liebender Wille wächst in ihm heran. Sein Wille hat sich von einem Gegen-Willen in einen Mit-Willen gewandelt. Als Bastian seinen Wahren Willen, den Mit-Willen gefunden hat, ist er bereit für den nächsten Schritt, für das Bergwerk der Bilder. Der Mit-Wille kann auf die Suche gehen nach dem *Bild des was er werden soll.* Dabei hat Bastian eine Orientierung: den Wunsch, selbst zu lieben. Aber dieser Wunsch hat noch kein konkretes Ziel. Deshalb sagt Yor, der blinde Bergmann, zu ihm: "Lieben – das sagt sich so! Das Wasser des Lebens wird dich fragen: Wen? Lieben kann man nämlich nicht einfach so irgendwie und allgemein."

Bastians Wunsch selbst lieben zu können, ist ja noch ganz jung und ungeformt. Wenn die Wünsche neu geboren werden, sind sie – wie alles, was neu geboren wird – noch frisch und durchpulst von Vitalität und Lebendigkeit, aber auch ungerichtet und ohne klare Vorstellung und innere Festigkeit. Auch die Wünsche müssen sich – wie alles andere – entwickeln, individuelle Struktur und persönliche Form finden. Vor allem brauchen sie ein Ziel. Die innere Welt der unbegrenzten Möglichkeiten ist zwar noch ungeformt, aber durchaus nicht beliebig. Von Yor erfährt Bastian, dass es das Bild zu finden gilt, das ihn ganz persönlich angeht: *In jedem ist ein Bild des was er werden soll...*

Was für ein Bild könnte das sein, das Bastians Liebeskraft vollends entfalten kann? Das ihn so inspiriert, dass ihm Energie und Konzentration zukommen, dass ihm Entschlossenheit und Mut zuwachsen, dass er Ausdauer und Geduld gewinnt und ihm schließlich unerschütterliches Durchhaltevermögen und meisterliches Beherrschen zuteil werden? Dies alles sind übrigens nach Assagiolis Aussage Eigenschaften, die durch die Anwendung des Willens zum Vorschein kommen.

Yor sagt zu Bastian, dass er ja alles vergessen habe außer seinem Namen. "Drum kann dir nur noch ein vergessener Traum helfen, den du wiederfindest, ein Bild, das dich zur Quelle führt." Sein neugeborener Wunsch zu lieben braucht einen vergessenen Traum als Ziel. Einen eigenen, alten, vergessenen, ins Unbewusste abgesunkenen Traum. Er muss in der Tiefe seiner Seele das finden, was ihn schon längst bewegt, was seine Liebe und seine Sorge schon längst beschäftigt hat, nur ist es in Vergessenheit geraten – oder genauer gesagt, zur Seite gelegt worden aus Enttäuschung oder Schmerz, aus Frustration oder Ärger, aus Überforderung oder Angst. Etwas Altbekanntes, das begraben, eine alte Liebe, die verdrängt worden war, abgeschoben in den

Keller des Unbewussten. Jetzt muss es wiedergefunden und ans Licht des Bewusstseins geholt werden.

In der Tiefe der Seele kann das Zielbild gefunden werden. Aber in der Seele der Menschen schlummern unzählige Bilder, nicht nur Bilder der persönlichen Biographie, sondern auch solche, die aus der größeren Menschheitsgeschichte herrühren, die Bilder des kollektiven Unbewussten. Im Bergwerk der Bilder werden alle vergessenen Träume aus der Menschenwelt aufbewahrt, denn nichts geht verloren, wie Yor sagt. Und so wartet hier eine Menge Arbeit auf Bastian: Unter Tage schürft er unzählige Bilder, die er nach oben bringt, um sie dort zu betrachten. Lange gräbt er in der Stille des Bergwerkes, dort, wo man schweigend suchen muss, damit die Bilder "nicht zu Staub zerfallen". Bastian muss sogar im Dunkeln arbeiten, weil er das Licht, das ihm geschenkt worden war, für andere Zwecke verwendet hat. Aber von solchen Misslichkeiten lässt er sich jetzt nicht mehr abhalten. Seit er seinen wahren Willen gefunden hat, ist er von einer neuen Stärke beseelt: "...Bastian klagte nicht und empörte sich nicht. Er hatte alles Mitleid mit sich selbst verloren. Er war geduldig und still geworden." Unbeirrbar sucht er nach dem Bild, das ihn zum Wasser des Lebens führen wird! Mit anderen Worten, er sucht sein Lebensmotiv, sein Sinnbild, seine ganz persönliche Vision.

Die Visionssuche hat in den Traditionen der Völker vielerlei Gestalt. Ob unter Tage in Höhlen, ob in den Bergen oder in der Wüste, ob in der Abgeschiedenheit einer Klosterzelle oder unter freiem Himmel, immer braucht es die Einsamkeit und die innere Bedrängnis, es braucht Stille und es dauert seine Zeit. "Wie lange diese harte Zeit dauerte, lässt sich nicht sagen, denn solche Arbeit lässt sich nicht nach Tagen oder Monaten bemessen", heißt es in der Unendlichen Geschichte. Denn es ist eine Arbeit, die mannigfache Komponenten enthält. Im Innern der Person, in den Tiefen der Seele muss gegraben und auseinandersortiert, müssen Bilderschichten, "hauchzart wie Marienglas" voneinander getrennt werden, damit man sich im Licht des Bewusstseins ganz neu dazu in Beziehung setzen kann.

Wenn Sie wollen, können Sie hier eine innere Erfahrung einfügen:

Setzen Sie sich bequem hin und lassen Sie sich zur Ruhe kommen. Nehmen Sie Ihren Atem wahr, wie er kommt und geht...

Denken Sie an eine Qualität, die Sie in Ihrem Leben gerne entwickeln würden. Eine Qualität, die Ihnen dabei hilft, dass Ihr Lebenszweck, Ihr Ziel, Ihr Lebenssinn ans Licht kommen kann. Wählen Sie etwas, das Sie sich wirklich wünschen, wonach Sie sich schon lange sehnen, das Ihnen zutiefst am Herzen liegt. Das kann Liebe sein, wie bei Bastian, Freude oder Mut, das kann Kreativität oder Vertrauen sein, Heiterkeit oder Gleichmut, Stille oder Verständnis, liebender Wille oder Wachheit. Wählen Sie eine solche Qualität, die Sie darin unterstützen wird, Ihre Vision zu finden und ihr zu folgen.

Wenden Sie sich dieser Qualität aufmerksam zu. Was bedeutet sie für Sie? Was kommt Ihnen in den Sinn, wenn Sie an diese Qualität denken? Woher kennen Sie sie? Lassen Sie Bilder aufsteigen, die dazu gehören, Gefühle, Empfindungen... Wenn Sie sich vorstellen, Sie hätten diese Qualität bereits verwirklicht: Wie fühlt sich das an? Wie erleben Sie sich dann? Machen Sie sich einige Notizen über das, was Ihnen die Qualität bedeutet. Dann fahren Sie fort:

Jetzt lassen Sie all das gehen und entspannen sich. Folgen Sie eine Weile lang mit Ihrer Aufmerksamkeit Ihrem Atem, wie er kommt... und geht... Erlauben Sie dem Atem, sich zu vertiefen, finden Sie einen Ort der inneren Stille...

Aus der Stille heraus können Sie ein Bild aufsteigen lassen, ein Symbol für Ihre gewählte Qualität. Ein Symbol, das diese Qualität zum Ausdruck bringt. Das kann eine Gestalt sein oder ein Natursymbol. Ein Gegenstand oder eine abstrakte

Form... Sie brauchen es nicht zu machen. Lassen Sie es einfach nur aufsteigen und zu sich kommen. Lassen Sie dem Bild Zeit, sich zu formen und klarer zu werden, wie ein Foto, das in der Entwicklerflüssigkeit allmählich seine Konturen zeigt... Geben Sie sich Zeit, das Bild zu betrachten und mit ihm zu verweilen.

Stellen Sie sich vor, Sie können in das Bild eintreten und diese Qualität werden. Schlüpfen Sie hinein und erlauben Sie sich, zu erleben, wie es ist, wenn Sie sich davon durchdringen lassen... Wie fühlt sich Ihr Körper an? Können Sie zulassen, dass die Qualität Ihren Körper durchfließt, bis in jeden Winkel und in jede Zelle hinein? Wie ändern sich Ihre Gefühle? Ihre Gedanken? Welche Empfindungen tauchen jetzt auf?

Wie wäre Ihr Leben, wenn Sie diese Qualität voll und ganz zum Ausdruck bringen könnten?

Wenn Sie genug Zeit damit verbracht haben, wenden Sie sich langsam wieder der äußeren Wirklichkeit zu.

Von diesem Bild können Sie sich in vielfältiger Weise begleiten lassen. Wichtig ist, dass Sie ihm über eine Zeit immer wieder Aufmerksamkeit schenken, das kann länger oder kürzer sein, “denn solche Arbeit lässt sich nicht nach Tagen oder Monaten bemessen”. Sie können die Qualität in großen Buchstaben auf eine Karte schreiben, und diese an einer Stelle aufbewahren, wo Sie sie oft sehen. Sie können Ihr Symbol malen und sich immer wieder anschauen. Sie können ein Bild oder Foto suchen, das es darstellt. Sie können es in regelmäßigen Besinnungszeiten immer wieder innerlich aufrufen. Vertrauen Sie darauf, dass es Sie führen und Ihnen den Weg weisen wird, wenn Sie darauf achten.

Versuchen Sie nicht, solche Bilder zu “machen”. Lassen Sie die Bilder mühelos von innen aufsteigen. Lassen Sie kommen, was kommen will. Eines der Geheimnisse von Couès Formel "Es geht mir von Tag zu Tag in jeder Hinsicht immer besser und besser" liegt in den offen gehaltenen Worten "in jeder Hinsicht". Denken Sie daran, wie sich der Kleine Prinz vom Erzähler ein Schaf zeichnen lässt. Er ist mit dessen künstlerischen Bemühungen nicht zufrieden, bis jener schließlich eine Kiste zeichnet und sagt, das Schaf sei darin. Das ist die Lösung! Genau so ein Schaf habe er sich gewünscht, sagt der Kleine Prinz! Das ist gerade die Anregung, die er für seine Phantasie benötigt. Der Erzähler sagt: "Ich bin leider nicht mehr imstande, durch Kistenbretter hindurch Schafe zu sehen. Ich gleiche doch wohl eher schon den großen Leuten." Auch wenn wir vielleicht schon eher den großen Leuten gleichen: Lassen Sie uns dem Kleinen Prinzen in uns selbst vertrauen, der das kann! Lassen Sie uns die Weisheit nutzen, die in dieser Offenheit liegt. Überlassen wir die Ausgestaltung der Bilder unserem – Höheren – Unbewussten, das weiß, was wir brauchen, was uns weiterhilft und wie unsere Möglichkeiten beschaffen sind.

Über die Kunst, die Teile mit dem Ganzen in Beziehung zu setzen

Doch folgte schon mein Wunsch und Wille gerne,
So wie ein Rad, das ebenmäßig kreist,
Der Liebe, die bewegt die Sonn und Sterne!
Dante Alighieri

Das Dorf, in dem ich wohne, ist nahe bei Ravensburg, der Stadt der Ravensburger Spiele. Die Puzzle-Spiele, die dort hergestellt werden, haben weltweite Bekanntheit erlangt. Früher habe ich Puzzles gehasst! Dann haben mich die Kinder meines Mannes, als sie noch klein waren, zum Puzzeln verführt und ich habe es tatsächlich lieben gelernt. Kennen Sie das Gefühl? Sie haben seit Tagen oder Wochen dieses Bild mit den zigtausend Teilen in einer Zimmerecke liegen. Sie haben geduldig, oder auch stöhnend, aber trotzdem ohne sich beirren zu lassen, Teilchen für Teilchen gefunden und zusammengefügt. Allmählich ist es gewachsen und irgendwann ist auch bereits das ganze Bild zu erahnen. Dabei gibt es immer wieder Phasen, in denen es gut vorangeht und man sich recht befriedigt fühlt, wenn man sein Werk begutachtet. Nur an manchen Stellen, meistens dort, wo Wasser oder Himmel in weichen, kaum merklichen Abstufungen weite, zarte Blautöne ineinander übergehen lassen, wollen sich die Teilchen einfach nicht finden und ineinanderfügen lassen und man müht sich lange ab. Aber dann, irgendwann, kommt es in Fluss und man findet – immer schneller – ein Teil nach dem anderen und dann kommt der andachtsvolle Moment, an dem man das allerletzte Puzzlestück einfügt! Welch erhebendes Gefühl! Das Bild ist geworden.

Auch die Geschichte des Kleinen Prinzen ist für mich ein kleines, kunstvoll gestaltetes Puzzle. Nachdem das Kerlchen seinen Planeten verlassen hat, durchschreitet es ein Kapitel nach dem anderen, erlebt kurze, einprägsame Geschehnisse, die sich nach und nach zusammenfügen. Es ist hübsch überschaubar und erkennbar, denn das Büchlein ist schmal. Eins nach dem anderen fügen sich die Erlebnisse des Kleinen Prinzen ineinander, bis schließlich auf einmal das ganze Bild sichtbar wird. Da kann er zurückkehren. Der Kreis hat sich geschlossen. Sein Wandlungspunkt ist die Begegnung mit dem Fuchs, der ihn lehrt, was es bedeutet, zu lieben: "Geh die Rosen wieder anschauen. Du wirst begreifen, dass die deine einzig ist in der Welt", sagt ihm der Fuchs. "Die Zeit, die du für deine Rose verloren hast, sie macht deine Rose so wichtig." Und der Kleine Prinz beginnt zu verstehen: "Ich bin für meine Rose verantwortlich..." Hier hat der Kleine Prinz sein Bild gefunden, das Bild, dem sein *Wunsch und Wille folgen können.* Das Bild, das ihn ruft, sein Leitbild, seine Vision.

Eine der grundlegendsten Gesetzmäßigkeiten, die die Psychologie kennt, ist das Prinzip der Entwicklung: Entwicklung vollzieht sich in wiederkehrenden Schritten von Differenzierung und Integration. Im Heranreifen wird die Persönlichkeit immer vielfältiger und komplexer. Ihre Bezogenheit auf ein inneres Zentrum, auf einen zentralen Sinnzusammenhang muss im gleichen Maße zunehmen, damit ein größer werdendes Ganzes erwachsen kann, ohne in seine Einzelteile zu zerfallen. Dieser Prozess ist durch Entwicklungssprünge gekennzeichnet, wie es zum Beispiel nach gelungenem Durchlaufen einer Kinderkrankheit sichtbar wird. Der Sprung zeigt an, dass eine neue, größere Ganzheit gewonnen werden konnte. Dass das Ganze größer ist als die Summe seiner Teile, ein vielzitiertes Prinzip, besagt ja nichts anderes als dass nach jedem neuen Differenzierungsgeschehen eine neue Ganzheit gefunden wurde, die es vorher so noch nicht gab. Es gibt dabei abwechselnd Phasen, in denen die Kräfte der Differenzierung am Zuge sind, dann entfaltet die Rosenblüte ihre Blütenblättchen in großer Pracht und Zahl. Danach muss eine Phase folgen, in der die zentrierenden Kräfte erstarken. Die Rosenblüte reift, die Blütenblättchen welken, lösen sich und fallen ab; die Hagebutte kommt zum Vorschein.

Die Visionssuche ist die Suche nach einem solchen zentralen Sinnzusammenhang: nach der Hagebutte. Die Suche nach einem umfassenden Sinnbild, das all den verschiedenen und sogar widersprüchlichen inneren Strebungen von *Wunsch und Wille* ein Ziel geben kann, dem sie *gerne folgen* können. Es ist die Suche nach dem, was die verschiedenen Lebensbereiche und die unterschiedlichen Persönlichkeitsanteile eines Menschen in ein sinnvolles Ganzes ordnen kann.

In Phantásien hat Bastian mit seinen Abenteuern eine lange Phase der Ausdifferenzierung erlebt. Er hat vielerlei Kenntnisse und Erfahrungen gewonnen, neue Eigenschaften und Fähigkeiten entwickelt. Jetzt ist er in der Phase der Zentrierung angelangt. Und hier stellt sich die große Frage: Wozu das alles? Wofür? Welchen Sinn hat es überhaupt? Hier stellt sich die Frage, die diesen Entwicklungszyklus zum Kreis schließen möchte. Die Frage nach dem letzten Puzzleteil.

Bastian findet schließlich sein Bild, seinen vergessenen Traum: Das Bild eines in einen Eisblock eingeschlossenen Mannes. Er wird davon ganz aufgewühlt, obwohl er seinen Vater nicht erkennt - in Phantásien hat er nach und nach seine Vergangenheit vergessen. Und nun, beim Anblick dieses Bildes überflutet ihn die Sehnsucht nach diesem Mann so sehr, dass er auch noch seinen Namen vergisst. Das Finden der Vision öffnet das Herz. Mit dieser Herzensöffnung werden die festgefügten Abwehrmauern der Persönlichkeit aufgesprengt und die Kräfte der Seele können frei werden: Kräfte wie Selbstvergessenheit und Mitgefühl, Freude und Liebe, Verantwortung und Dankbarkeit, Ehrfurcht und die Durchlässigkeit für einen größeren Willen.

Bastians visionäres Bild ist das Bild seines Vaters. Bastian ist ja noch ein Kind. Aber darüber hinaus hat uns das Vaterbild etwas Wesentliches mitzuteilen: Die Versöhnung zwischen den Generationen gilt in fast allen psychologischen Schulen als unverzichtbare Voraussetzung für ein Freiwerden zu sich selbst und für eine neue, selbstverantwortete Zukunft. In Phantásien, in der Abwendung von seinem wirklichen Leben hatte Bastian sich zu einem Vergangenheitslosen gemacht. Er ist vollständig eingetaucht ins Reich der Phantasie, in dem er so schön, stark und groß wurde, dass er sein tatsächliches Leben mit seinen wirklichen Problemen vergessen hatte und ein ganz Anderer werden konnte. Aber ohne Vergangenheit gibt es auch keine Zukunft. Die Fähigkeit zum Erinnern macht das Menschsein gerade aus. Aus den Erinnerungen erwächst überhaupt erst eine Vorstellung von zukünftigem Leben. Diese beiden Fähigkeiten sind in der Psyche miteinander verbunden. Wer Ganzheit in seinem Leben erlangen will, muss sich nach der Phase des Vergessens, des Beiseitelegens, Verdrängens oder Abspaltens wieder der eigenen Vergangenheit zuwenden. Wenn jetzt Versöhnung mit den Erinnerungen gelingt, kann neues Leben erwachsen.

Deshalb muss Bastian noch einmal ganz zurückgehen: "Eingerollt wie ein ungeborenes Kind im Leib seiner Mutter lag er in den dunklen Tiefen der Grundfesten Phantásiens und schürfte geduldig nach einem vergessenen Traum, einem Bild, das ihn zum Wasser des Lebens führen konnte." Eingerollt wie ein ungeborenes Kind! So weit muss Bastian zurückgehen! Wie ein ungeborenes Kind liegt er in der Tiefe, aber gleichzeitig schafft und schürft er wie ein ausgewachsener Bergmann. Bastian muss – und kann hier! – *das, was noch so ganz jung ist in uns allen mit dem versöhnen, was schon ach so alt is*t. Erinnern Sie sich noch an unsere Gedanken im Kapitel über das Innere Kind? Hier kommen sie uns wieder entgegen. Die Integration der Persönlichkeit zu einem größeren Ganzen, der Entwicklungsschritt, der für Bastian ansteht, das Hinauswachsen über Egozentrik und Selbst-Zentrierung kann nur gelingen, wenn dieser Schritt der Versöhnung des noch so Jungen mit dem ach so Alten geschieht.

Denn dort ganz unten, am Beginn des Lebenslaufes finden wir das, was das eigene Leben motiviert. Wenn die allerinnerste, die persönliche Wunschkraft mit dem Lebensganzen zusammenkommen soll, müssen wir so weit zurückgehen. Hier ist das letzte Puzzleteilchen verborgen. Wenn wir es gefunden haben, kann sich das Puzzle zum ganzen Bild fügen: *zum Bild des was er werden soll.* Das letzte Puzzleteilchen lässt das Bild erscheinen, das unseren ganz eigenen, ich-übergreifenden und lebensumfassenden Sinn ergibt: unsere individuell gestaltete Hagebutte.

Bastian findet das Bild seines Vaters, von dem er sich vernachlässigt und nicht beachtet fühlt. Das Bild des Vaters knüpft an Bastians Kindheitsverletzung an, am Mangel seines Lebens, an dem, was den Zauber des Anfangs einstmals jäh beendet hat. Eben dieser Mangel hat ihn dazu gebracht, sich abzuwenden von der Realität und sich aufzumachen nach Phantásien. Nun ist er – nach vielen Erfahrungen - wieder hier angelangt. Der Kreis will sich schließen.

Am Grund der Seele finden wir die eigenen Kindheitswunden. Sie können uns den Weg in die Zukunft weisen – wenn wir die Reise nach Phantásien nicht scheuen. Wenn wir die Abenteuer, die Entwicklungsaufgaben, die hier auf uns warten, angehen und lösen. Aus unseren Kindheitsverletzungen erwachsen unser Lebenssinn und unsere Lebensaufgabe: Genau hier stehen wir an unserem eigenen Platz im Lebensganzen, wenn wir ihn erkennen, ihn ergreifen und in unsere Verantwortung nehmen. "Ich bin für meine Rose verantwortlich..." Ganz unten "in den dunklen Tiefen der Grundfesten Phantásiens" ist im inneren Seelenraum der tiefere Daseinsgrund enthalten. Er kann nur gefunden werden, wenn das Vergessen aufhört und die Zuwendung zur eigenen Vergangenheit neu gewagt wird. Der Mangel, den wir erlebt haben, zeigt uns die Lücke auf, die wir füllen können und die niemand sonst füllen kann. Die Lücke, die da ist, solange das einzig passende Puzzleteilchen noch fehlt, das eingefügt werden muss zum ganzen Bild. Die Lücke, die geschlossen werden muss, damit das Ganze sich zusammenfügen kann zu neuem Zauber. Der Zauber des Anfangs ist uns geschenkt und wieder genommen worden – ohne unser Zutun. Damit er wiedererstehen kann, braucht es den Einsatz unserer Kraft – unseren persönlichen Beitrag.

Michael ist den Spuren seiner Lebensgeschichte geduldig gefolgt. Schmerzvolle Erinnerungen mussten bearbeitet, aktuelle Begebenheiten damit in Verbindung gebracht und kleine und große Katastrophen durchgestanden werden auf dem Weg, den wir in Einzelstunden und Psychosynthese-Seminaren miteinander gegangen sind. Michael ist seinem Lebensmuster auf den Grund gegangen und konnte im Laufe der Zeit immer deutlicher vor sich sehen, wie die verschlungenen Pfade seiner Seele angeordnet sind. Mehr und mehr konnte er das Muster erkennen, das allem zugrunde liegt. Der große Schmerz seines Lebens war, dass er sich von den Menschen, die seine Kindheit begleiteten, von den Eltern, vom Bruder, aber auch von Spielgefährten und Freunden unverstanden fühlte. Nach und nach hatte er begriffen, dass sein grundlegendes Lebensgefühl darin bestand, dass er sich unsichtbar fühlte, dass er unter dem Eindruck litt, dass die Menschen durch ihn hindurchschauten, ihn ganz einfach nicht so wahrnahmen wie er sich selbst erlebte.

Inzwischen hat Michael eine lange Zeit der Entwicklung durchschritten, vieles ist geschehen. Er weiß heute, dass er aus seinem eigenen Mangel heraus ein großes Verständnis für andere in sich ausgebildet hat. Er hat seinen Mangel sogar zu seinem Beruf gemacht. Nicht erst, seit er um diese Zusammenhänge weiß. Nein, schon lange vorher. Michael arbeitet als Sozialarbeiter im Bereich der Familienhilfe. Wenn er mit einer überforderten Mutter spricht, die sich selbst, ihr ganzes Leben und auch ihre Kinder nicht begreift, dann kann Michael mit seinem Zuhören, seinem Verstehen und seiner achtsamen Zuwendung oft bewirken, dass sie einen neuen Blick auf sich selbst und auch auf ihre Kinder findet und dann wieder anders mit sich und mit ihnen umgehen kann. Seit Michael dieses Erleben mit seinem eigenen Kindheitsmangel in Beziehung gesetzt hat, hat sich seine Einstellung zu seiner Arbeit geändert. Früher hat er immer wieder mit der schlecht bezahlten Stelle gehadert und gefunden, dass er mit seinen feuerwehrartigen Noteinsätzen in den Familien sowieso nichts Rechtes bewirken könne. Heute hat Michael das Empfinden, genau am richtigen Platz zu sein. Er hat seine Lebensaufgabe gefunden.

Das bedeutet beileibe nicht, dass die Wunden der Kindheit nur in heilerischen Berufen gewandelt werden können. Da ist zum Beispiel Katharina, deren Kindheitsschilderungen häufig die ungerechte Behandlung zum Inhalt haben, die ihr zuteil wurde. Es gab weit und breit niemanden, der ihr beigestanden hätte – außer manchmal ihre Schwester. Sie ist heute Rechtsanwältin und mit Arbeit reichlich ausgelastet, so dass sie sich immer wieder einmal am Rande ihrer Kraft fühlt und daran denkt, die Juristerei an den Nagel zu hängen. Aber Katharina hat ein besonderes Ohr für die Geschichten ihrer Mandanten. Es gelingt ihr immer wieder, das, was die Menschen hinter den juristischen Fakten eigentlich bewegt, zu erfassen und auf den Punkt zu bringen. Wenn ihr dann noch ein kniffliger, juristischer Schachzug gelingt und sie jemandem zu seinem Recht verhelfen konnte, sehe ich, wie ihre Augen glänzen und ihr Gesicht aufleuchtet. Ich glaube ihr dann sofort, dass die Arbeit "so richtig Spaß macht"!

Oder auch Susanne: Ihre wirklich schwer lastende Kindheit hat ihrem im Grunde fröhlichen, lebenshungrigen Wesen eine schwere Bürde aufgeladen. Heute hat sie sich neben ihrem Beruf ein zweites Standbein aufgebaut. Susanne hat sich als Straßenkomödiantin ausgebildet und hat viele Auftritte in sozialen Einrichtungen, wo sie niedergeschlagene Menschen aufheitern kann. Susanne hat über lange Zeit in unseren Sitzungen darüber gesprochen, dass sie mit der Figur, die sie für sich entwickelt hat, nicht einverstanden ist, dass sie deren clowneske Ausgestaltung als Abwehr ihres wirklichen Lebensgefühls empfindet. Wir sind zäh an dem Thema geblieben und so ist ihre Suche nicht auf den Müll ihrer Biographie geworfen worden. Dafür ist Susanne inzwischen dankbar. Sie ist nämlich jetzt daran, eine neue Figur auszuarbeiten, die ihrem Wesen ganz entspricht. Die Figur ist noch nicht fertig. Aber sie schwebt ihr immer klarer vor Augen, eine zarte, poetische Gestalt, die die schweren Dinge des Lebens in heitere Leichtigkeit zu wandeln vermag.

Weder Katharina noch Susanne sagen von sich, dass sie ihren Platz im Leben gefunden haben. Sie sind auf der Suche. Beide aber kennen solche Momente oder auch Phasen, Sternstunden, in denen sie angekommen sind und erleben können: Es stimmt. Hier ist mein Platz. Das letzte Puzzlestückchen hat für diesen Moment seinen Ort gefunden.

Mit dem Eintreten in die Verantwortung für die eigene Rose, ich für meine, Sie für Ihre, nähern wir uns dem transpersonalen Willen. Der transpersonale Wille – ein groß klingendes Wort! – beginnt mit meiner eigenen aktiven Zuwendung zu der Lücke im Lebensganzen, die durch meinen persönlich erlebten Mangel entstanden ist, die durch meine Kindheitswunden geschlagen wurde. Er hat zu tun mit dem tatkräftigen Ergreifen dieses einen Puzzlestückchens, das mir anvertraut ist. Er hat zu tun damit, dass ich den Mangel wende und das fehlende Teilstückchen wiedereinfüge ins Ganze, damit es wieder zu seiner ursprünglichen Fülle finden kann.

"Lass dich selbst die Veränderung sein, die du in der Welt sehen möchtest", soll Mahatma Gandhi gesagt haben. Denn unsere größte Kraft geht von unseren tiefsten Wünschen aus. Die tiefsten Wünsche bleiben uns lange Zeit verborgen in ihrer eigentlichen Gestalt einer rückhaltlosen, unverstellten, lebensbejahenden Kindheitsliebe, die Schaden erlitten hat. Unsere tiefsten unbewussten Wünsche haben mit den Verletzungen dieser Liebeskraft zu tun. Wenn es gelingt, die Kraft, die dort verborgen liegt, zu heben und ins Leben zu bringen, dann kann sie frei werden und dem Leben zukommen. Dann haben sich persönlicher Wille und ursprünglicher Lebensimpuls wiederfinden können – einen Augenblick lang oder auch bleibend. "Doch folgte schon mein Wunsch und Wille gerne, so wie ein Rad, das ebenmäßig kreist, der Liebe, die bewegt die Sonn und Sterne." Diese Schlussverse aus Dantes Göttlicher Komödie gibt uns Assagioli als Bild für einen Willen, der freiwillig ins größere Ganze getreten ist und seinen Platz darin gefunden hat.

Vom Wasser des Lebens

Spirituell ist alles, was mit der Entfaltung und dem wahren Fortschritt der Menschheit zu tun hat...
Die verborgene Welt wird für uns alle so real, dass wir sehen lernen und beginnen, zu der Wirklichkeit eines umfassenden Lebens zu erwachen, an der wir teilhaben.
Roberto Assagioli

In ihrem Gespräch mit der weißen Schachkönigin drückt Alice ihre Einsamkeit aus und zwei dicke Tränen kullern ihr über die Wangen. Die Königin kann das nicht ertragen und bittet Alice, mit Weinen aufzuhören: "Bedenk, was für ein großes Mädchen du bist! Bedenk, wie weit du heute schon gelaufen bist! Bedenk, wieviel Uhr es ist! Bedenk, was du nur willst, aber weine doch nicht!" Das bringt Alice denn doch zum Lachen und sie will wissen, ob die Königin mit dem Weinen aufhören kann, indem sie etwas bedenkt? Die antwortet ihr mit großer Entschiedenheit, dass man das genau so mache. Denn schließlich könne man nicht zwei Sachen gleichzeitig tun. Wenn man mit Weinen aufhören will, hilft es beispielweise, zu bedenken, wie alt man ist. Die Königin behauptet, einhundertein Jahr, fünf Monate und zwei Tage alt zu sein. Das kann Alice nicht glauben. Die Königin hat Mitleid mit Alicens Glaubensschwäche und sagt, sie solle es noch einmal versuchen, sie solle tief Luft holen, die Augen schließen... Alice wehrt lachend ab: Unmögliches könne man eben nicht glauben. "Du wirst darin noch nicht die rechte Übung haben", sagte die Königin. "In deinem Alter habe ich täglich eine halbe Stunde darauf verwendet. Zuzeiten habe ich vor dem Frühstück bereits bis zu sechs unmögliche Dinge geglaubt."

Auch wir müssen uns – wie Alice – darin üben, an unmögliche Dinge zu glauben, wenn wir unseren Visionen, unseren tiefen Träumen und Hoffnungen eine Chance einräumen wollen. Auch wir haben oft Angst davor, uns "in eine Welt zu wagen, die anders als die gewöhnliche, unbekannt und verwirrend ist". (Assagioli 1992, S. 71) Der Glaube an eine größere Zukunft erfordert Vertrauen in das Unbekannte. Und unsere Angst ist leider oft um vieles stärker als unser Vertrauen und sie hindert uns daran, dass *die verborgene Welt für uns alle so real wird, dass wir sehen lernen und beginnen, zu der Wirklichkeit eines umfassenden Lebens zu erwachen, an der wir teilhaben.*

Dabei geht es weder um blindes Vertrauen noch um magischen Wunderglauben. In Alicens Wunder- und Spiegellandabenteuern werden immer wieder rationale Weltsicht und irrationales Denken nebeneinander gestellt. Alice vertritt die Rationalität, während die wunder- und spiegelländischen Bewohner sich auf allerlei vergnügliche oder auch ärgerliche Weise verrückt gebärden. Wir haben die Narrheiten von Alicens seltsamen Königinnen schon mehrfach nutzen können, um daraus tiefere Wahrheiten zu schöpfen. Auch diesmal kann uns die weiße Königin vielleicht wieder auf die Sprünge helfen: Sie beweist, dass in ihrer Innenwelt Ungereimtheit und Weisheit direkt beieinander wohnen. Wie können wir sie voneinander unterscheiden lernen? Wie können wir irrationale Abwehrmanöver und realitätsfremde Wunschvorstellungen einerseits und überrationale Eingebungen und die ungeahnten Möglichkeiten wirklicher Wunder, die heute noch unentfaltet und verborgen im Schoße der Zukunft ruhen, auseinandersortieren?

Das eigentliche Ziel der Psychosynthese ist es, die Energien des Selbst zu befreien oder dabei behilflich zu sein, sagt Assagioli und meint damit vor allem die Energien des Höheren Selbst. Wenn wir von einem Höheren Selbst sprechen, geht es den meisten von uns so ähnlich wie Bettina, von der ich schon mehrfach berichtet habe. Bettina stellt mit dringlichem Ernst die Frage Nelson Mandelas: "Wer bin ich eigentlich, dass ich leuchtend, begnadet, phantastisch sein darf?"

Ich hatte Bettina – von der ich im Zusammenhang des Änderhauses berichtet habe – den Vorschlag der weißen Königin unterbreitet und sie übte sich einige Wochen lang ausdauernd darin, etwas Unmögliches zu glauben: Sie übte sich darin, so zu leben und handeln als habe sie ein Höheres Selbst. Bettina ist das Wagnis eingegangen, zu erkunden, ob Nelson Mandela Recht hat, wenn er sagt: "Unsere tiefste Angst ist nicht, dass wir unzulänglich sind. Unsere tiefste Angst ist, dass wir unermesslich machtvoll sind. Es ist unser Licht, das wir fürchten, nicht unsere Dunkelheit."

In der Folge von Bettinas täglicher Übung, an Unmögliches zu glauben, hatte sie einen Traum, in dem sie am Waldrand stand. Hinter ihr lag ihre Kindheitslandschaft mit aller Bedrohung und Dunkelheit, die darin enthalten war, während sie über Land schauen und weiter vorne das Haus eines Freundes erkennen konnte. Dieser Freund, sagte sie, sollte den Bauernhof seiner Eltern übernehmen, ein Erbe, das ihm etwas aufbürdete, das ihm in keiner Weise entsprach und das ihn in seiner Kindheit festzunageln drohte. Dieser Freund, berichtete Bettina, hat inzwischen seinen eigenen Weg gefunden. Im Traum sah Bettina nun dieses Haus, das den eigenen Weg verkörperte und sie wusste, dort liegt Post für sie im Briefkasten bereit, nur wusste sie nicht, wie sie von ihrem Standort aus, hier, am Rande ihrer Kindheitswelt dorthin gelangen könnte. Im Traum gab es einerseits keinen Weg dorthin und gleichzeitig zeichnete er Bettina einen Weg vor: Er zeigte ihr das Haus in der Ferne, sie konnte den Ort ja schon sehen, selbst wenn sie im Moment noch nicht wusste, wie sie dort hinkommen sollte! Und es lag schon Post für sie bereit. Von wem? Woher? In den nächsten Wochen kam Bettina oft mit "prall gefüllten Taschen" zu mir. Sie hatte so viel zu berichten, dass unsere Zeit immer zu knapp war, so viel Post hatte sie bekommen! Neue Erkenntnisse fielen eine nach der anderen in ihren "Briefkasten". Danach hatten wir atemlos viel zu tun, während Bettina ihre Post sortierte und die Erkenntnisse in innere und äußere Lebensveränderungen umzuformen begann. Bettina ist dabei, den Weg aus der Düsterheit ihrer Kindheitswelt in die Weite jener vor ihr liegenden Landschaft, in der das Haus eines eigenen, lebbaren Lebens steht, aufzufinden und begehbar zu machen, Schritt für Schritt. Den Weg zu sich selbst.

Bin ich unzulänglich oder machtvoll? Sind es meine Wunden, die mich ausmachen, oder ist es meine Kraft? Ist das Licht in mir stärker oder die Dunkelheit? Unsere Einschätzung pendelt oft zwischen beiden Seiten hin und her. Die Wahrheit liegt wohl dazwischen – oder anders gesagt, sie umfasst beides. Wie sagt Bastians phantásischer Freund Atréju am Wasser des Lebens? "Wir hatten beide Recht und haben uns beide geirrt."

Unter dem Pflaster liegt der Strand...

Wir, die Wasser des Lebens!
Quelle, die aus sich selbst entspringt
und umso reicher fließt,
je mehr ihr aus uns trinkt!
Michael Ende, Die unendliche Geschichte

Schon zu Beginn des letzten Jahrhunderts hatte Roberto Assagioli bemängelt, dass sich die Psychologie zu sehr am kranken Menschen orientiere und deshalb ein düsteres und pessimistisches Menschenbild gezeichnet habe. Dadurch "wurden viele wichtige Realitäten und Funktionen vernachlässigt oder ignoriert: Intuition, Kreativität, der Wille und der eigentliche Kern der menschlichen Psyche – das Selbst". (1988, S. 48) Das Selbst in den Mittelpunkt zu stellen, war Assagiolis Anliegen. Das Selbst, aus dem heraus Intuition und Kreativität, Freude und Liebe, Wille und Weisheit entspringen. Das Selbst – *Quelle, die aus sich selbst entspringt.* Suchen wir nicht alle danach? Ganz genau so wie Bastian, der sich, als er sein Visionsbild gefunden hat, aufmacht, um das Wasser des Lebens zu finden?

Das scheint nicht so leicht zu sein, wie man meinen könnte. Weil wir unser Licht fürchten, geben wir der natürlichen Anziehungskraft der Schmerzen freie Bahn. Sie können unsere Aufmerksamkeit auf sich ziehen, so dass wir nicht mehr wahrnehmen, was doch auch noch da ist. Wir tragen schwierige Erinnerungen,

Kindheitswunden, Lebensverletzungen mit uns, die uns schwächen und an unserer Vitalität nagen. Wir tragen aber ebenso die Erfahrung unverletzter Lebenskraft in uns, die uns ein Bild gibt, eine innere Vorstellung davon, was wir anstreben und ersehnen. Bilder von Schönheit und Vollkommenheit, von Lebensfülle und Glück, von Liebe und von Frieden, von Wahrheit und Gerechtigkeit. Sie leben und wirken in uns, rufen uns und nähren unsere Sehnsuchtskraft. Aber die Lebenskraft wird von den Wunden oft überdeckt. Das Licht ist unter der Dunkelheit verborgen.

In kritischen Lebensphasen scheint sich die Geschichte unserer Schmerzen, Entmutigungen und unerfüllten Hoffnungen wie ein Schleier, wie ein ganzes Gewand über unsere Biographie zu legen, so dass nichts anderes mehr zu sehen ist. Wo ist sie dann geblieben, unsere andere Lebensgeschichte, unsere "Freudenbiographie" (Kast 1997), die Geschichte unserer Kreationen und Inspirationen, unseres Glanzes und unserer Leuchtkraft, unserer Ganzheit und unserer Würde? Unter unseren Händen entschwunden, zwischen unseren Fingern entglitten, unserer Aufmerksamkeit entwischt.

Unter dem Pflaster liegt der Strand. Mit dieser Redewendung versicherte sich die 68er Generation, zu der auch ich gehöre, einer Hoffnung. Einer Hoffnung, dass es noch etwas anderes gibt, einen Lebensgrund unter der steinernen Oberfläche. Eine lebendige Erfahrungswirklichkeit, die allerdings nicht einfach so auf der Straße herumliegt, sondern unter den festgefügten, betonierten Pflastersteinen erst aufgefunden werden muss. Unter den festgefügten Pflastersteinen, die wir aus unseren Lebenserfahrungen in Stein gehauen, eingemauert und in die Erde gestampft haben.

Lassen Sie uns versuchen, den Strand unter den Pflastersteinen unseres Lebens aufzufinden: Wie haben wir selbst wohl die Welt erlebt, damals, am Beginn unseres großen Abenteuers, zu Beginn unserer eigenen Lebensreise? Wie mag ein kleines Baby wohl das Leben empfinden? Wie mag es gewesen sein, als – zwischen Wachen und Schlafen hin- und herpendelnd – unser kleines Bewusstsein anfing, sich zu formen?

Neue Forschungen deuten darauf hin, dass der Säugling in einer Welt von Farben und Formen, von Klängen und Empfindungen lebt, die alle ineinander übergehen. Ein Klang ist gleichzeitig auch eine Empfindung, eine Farbe ist auch ein Licht und alles zusammen ist wie ein nahtloser Raum, belebt und von herrlicher Eindrücklichkeit. Alles darin ist in Bewegung, es bebt und vibriert, strahlende Melodien klingen auf, kommen näher, eine flüchtige Form weht vorbei, verblasst wieder, ein Lichtblitz explodiert ganz nahe und entschwindet, während eine Welle von grollender Dunkelheit heransurrt, berstend, um in der Ferne abzuklingen. Da steigt ein zarter Ton auf, streichelnd, tanzende Formen füllen den Raum, Kräfte wallen auf, tupfen wispernde Lichter und farbige Töne da und dorthin, weich verhallend am Rande eines entschwindenden Nichts. Eine Festigkeit steigt hoch, groß, überrollend, das Nichts ist auf einmal ganz da, betäubend... Denn jetzt braut sich vielleicht ein Hungersturm zusammen oder ein Bauchgewitter beginnt seine drohenden Wolkenformationen aufzutürmen, die Spannung steigt an, das umhüllende Gleichmaß der Farb- und Formenwelt will auseinanderbersten und in Fetzen zerreißen. Gleißendes Licht dringt schneidend bis ins innerste Zentrum. Das Pulsieren wird übermächtig wie brandende Ozeanwellen, die das kleine Lebensschiff herumwerfen, hochschleudern und in verschlingende Tiefen fallen lassen, endlos, es hört nicht auf.... Aber da! Etwas geschieht! Wie wenn das Lebensschiffchen, eben noch umhergeworfen in unendlichem Raum, auf einmal Halt bekommt. Wie wenn etwas den Raum durchwebt. Der tobende Ozean ist ruhiger, die Wellen finden einen weicheren Rhythmus, die Wolken verlieren sich im Licht, ein leiser Ton klingt... Das Schifflein ist im Hafen gelandet, geborgen, wie umhüllt. Wärme wallt auf... es strömt... eine Glocke ertönt mit tiefem Hall ganz innen... lebendige Fülle... seliges Glück...

Das Baby ist eingetaucht in diese Welt von Wechsel und Bewegung, von Licht und Farbe, von Klang und Empfindung, von Kommen und Gehen fortwährend sich wandelnder Erlebnisqualitäten.

Für das Baby sind dies noch keine unterschiedenen Erfahrungen, die eine Bedeutung und einen Inhalt haben, das alles ist noch ein großes, zusammenhängendes, wunderdurchwirktes Ganzes.

Im Wechsel des unmerklichen Gleitens zwischen Wachen und Schlafen gibt es von Anfang an einen hellen kleinen Wachheits-Stern, einen Zustand, der als "wache Inaktivität" bezeichnet wird. Dies sind Phasen, die zunächst nur einige Minuten lang anhalten. Der Säugling liegt mit offenen Augen ruhig da, er hat keinen Hunger und schreit auch nicht aus einem anderen Unwohlsein heraus. Er ist aber auch nicht gesättigt und befriedigt, so dass er selig wieder einschläft. Er scheint einfach nur dazusein und aufmerksam Kontakt aufzunehmen: Er nimmt in sich auf, was ist, ohne irgendwelche Zeichen von Zustimmung und ebenso ohne Zeichen von Ablehnung, er gibt sich der Welt hin, wie sie zu ihm kommt. In dieser ruhigen Wachheit ist das "nahtlose Gewand des Universums" (Alfred North Whitehead) unzerstört und ganz.

Wir können in dieser Wachheit den Zwiebelkeim erkennen, das Selbst als jenes andere, was sich von all den wechselnden Erfahrungsinhalten unterscheidet. Jene Instanz, die sich der Erfahrungen bewusst ist. Jene Instanz, von der der zunehmende Bewusstwerdungsprozess ausgeht. Jene Instanz, die nun damit beginnt, die Nahtlosigkeit des Universums in unterschiedliche Erfahrungen auseinander zu differenzieren: in Wohlsein und Schmerz, in Glück und Leid, in Licht und Dunkelheit, in Heute und Morgen, in Ich und Du. Dieses wache Selbst ist noch nicht sehr stabil. Die überwältigenden Erfahrungen von Hunger oder Schmerz, von Müdigkeit oder Angst sind oft noch übermächtig groß. Sie fluten durch das empfindliche Nervensystem wie Gewitter, Stürme und Ozeanwellen und können das kleine Wesen noch leicht überschwemmen. Mit ihrem regelmäßigen, gleichbleibenden Rhythmus von Zuwendung und Pflege hilft die mütterliche Zuwendung diesem wachen Anwesendsein sich zu festigen, den anbrandenden Ozeanwellen standzuhalten, "über Wasser zu bleiben" und sich weiter auszubilden. Ihre Zuwendung, ihr Dasein bildet die äußere Stabilität und Verlässlichkeit in der Abfolge von Wachen und Schlafen, von Hunger und Sättigung, von Schmerz und Besänftigung. Als größeres Gegenüber der kleinen Wachheits-Bewusstseinsflamme des Kindes hilft sie eine Beständigkeit im wechselhaften Geschehen, in der Folge der Ereignisse zu etablieren. Je länger und häufiger das Baby die Erfahrung mütterlicher Zuwendung als stetig wiederkehrend und verlässlich erleben kann, desto mehr gewinnt das Vertrauen an Kraft, dass da etwas Bleibendes ist, ein tragender Grund. Dann kann sich in der inneren Welt der Psyche ein Vertrauensboden ausbilden, der mit der Zeit ähnlich haltbar werden kann wie der äußere Erdboden auch. Die Verlässlichkeit der Mutter-Personen wird noch lange Zeit als äußere Gegenwart benötigt, ehe sie im Innern des heranwachsenden Kindes einen bleibenden Ort erhalten kann. Die kleine Bewusstseinsflamme braucht den sicheren Leuchtturm draußen zu seiner Orientierung und Vergewisserung, damit sie selbst mehr und mehr eigenen, festen Grund gewinnen kann: Unter dem Pflaster liegt tragend der Strand...

Selbst – *Quelle, die aus sich selbst entspringt*: Das Baby bringt die grundlegende Fähigkeit, wach zu sein und die Welt "mit den Augen der Seele" zu betrachten, bereits mit. Aber diese Fähigkeit muss beschützt und behütet werden, damit sie in den kommenden Stürmen nicht verlorengeht, damit sie dableiben und wachsen und sich weiterentwickeln kann. Und meistens geht sie doch unter. Sie sinkt ab in die unbewusste Tiefe unseres Wesens, lebt dort im Verborgenen weiter als Zwiebelkeim, während wir uns mehr und mehr in den Zwiebelschalen wiederfinden. Mit ihren lautstarken und bunten Inhalten begraben die beiden Biographien unseres Lebens, unsere Leidens- und unsere Freudenbiographie, diese unscheinbare Mitte unseres Seins unter sich. Die Pflastersteine häufen sich mehr und mehr darüber an. Aber die Fähigkeit, wach zu sein, lebt in jedem Menschen. Wir nennen sie Bewusstheit, Selbst oder auch Seele. Sie ist von Anfang an da, unscheinbar und still, eingewoben in die *verborgene Welt der Wirklichkeit eines umfassenden Lebens, an der wir teilhaben* und *zu der wir* ganz *erwachen können.*

Dialog mit dem Höheren Selbst

Im Dunkel scheint dein Licht.
Woher, ich weiß es nicht.
Es scheint so nah und doch so fern
Ich weiß nicht wie du heißt.
Was du auch immer seist:
Schimmere, schimmere, kleiner Stern!
Michael Ende, Nach einem irischen Kinderlied[5]

Haben Sie es schon einmal erlebt, dass Sie mit einer schwierigen Frage, mit einem quälenden Problem oder mit einer zu lösenden Aufgabe nicht weitergekommen sind? Sie haben in Ihrer Verzweiflung oder Ihrer Blockierung mit allerlei klugen Beratern gesprochen, die Ihnen viele gute Ratschläge gegeben haben, aber irgendwie scheinen Sie festgefahren zu sein. Oder vielleicht ist auch das Problem verflixter als Sie dachten, denn all die guten Ratschläge helfen Ihnen nicht weiter und sie kauen weiterhin auf der ungelösten Frage herum. Und dann haben Sie das einem guten Freund oder einer Freundin erzählt und diese Person hat nichts anderes getan als Ihnen sehr aufmerksam zuzuhören und vielleicht auch hier und da interessiert nachzufragen, und ganz allmählich hat sich die Frage in Ihnen geklärt, das Problem geordnet oder die Aufgabe als lösbar gezeigt, und Sie sind beschwingt von dannen gegangen. Die Beschwingtheit hatte nicht nur etwas damit zu tun, dass die Last von Ihnen genommen war, die Sie vielleicht schon lange mit sich herumgeschleppt haben. Sie hatte auch damit zu tun, dass Glücksgefühle und ein stärkendes Empfinden von Kompetenz in Ihnen aufgestiegen sind, weil Sie durch die besondere Art des Daseins des Freundes Ihre Frage selbst beantworten konnten und Ihr Geist zu eigener Ordnung, Klarheit und Lösung gefunden hat.

Ist es nicht wunderbar? Auf einmal war die Lösung da. Woher? Wie ist sie zu Ihnen gekommen? Wer hat Ihnen das eingegeben? Welcher Herkunft sind solche Intuitionen? Woher die

Lösungen, die Antworten und Erkenntnisse kommen, bleibt letztlich ein Geheimnis. Wir können nur Vermutungen darüber anstellen. Es ist wie bei Bettina: Wir bekommen Post. Wir können sie aus dem Briefkasten holen und wir können lernen sie zu lesen, obgleich sie manchmal in fremdartigen Sprachen verfasst ist, aber der Absender bleibt uns verborgen. *Im Dunkel scheint dein Licht. Woher, ich weiß es nicht.*

Das irische Kinderlied vom schimmernden Stern, dessen Licht im Dunkel leuchtet, ist "Momo" vorangestellt. Über die kleine Momo wird gleich zu Beginn erzählt, dass sie eine ganz besondere Eigenschaft besitzt: "Momo hörte allen zu, den Hunden und Katzen, den Grillen und Kröten, ja, sogar dem Regen und dem Wind in den Bäumen. Und alles sprach zu ihr auf seine Weise." Sie kann so gut zuhören, dass die Menschen sich in ihrer Gegenwart wie von selbst wandeln. Wenn es jemand nötig hat, sagen die Leute dort schon zueinander: "Geh doch zu Momo!" Denn Momos Aufmerksamkeit und ihre Anteilnahme lassen Schüchterne mutig werden, Deprimierte zuversichtlich und Unentschlossene wissen auf einmal genau, was sie wollen. Wenn Momo zuhört, entwickeln Menschen die Fähigkeiten, die ihnen bisher gemangelt haben. Nicht, dass dieses erfreuliche Ergebnis immer sofort erreicht wird. Einmal zum Beispiel musste Momo einem kranken Vogel, der zu ihr gebracht wurde, eine ganze Woche lang zuhören, bis er wieder aus voller Kehle singen und seine Lebensfreude in die Welt pfeifen wollte!

Damit solch wunderbare Veränderungen geschehen können, sind anscheinend zwei Voraussetzungen nötig: Als erstes brauchen Sie eine Frage, die so wichtig ist, dass sie den Willen, sie zu lösen, wachruft. Ein Problem, das Sie dazu bewegen kann, "zu Momo zu gehen" und ihr den Sachverhalt zu schildern. Eine Dringlichkeit, die Sie dazu bringt, sich aus dem alltäglichen Trott zu lösen und sich vom Stuhl oder vom Fernsehsessel zu erheben. Eine Not, die groß genug ist, dass Sie den Mut aufbringen, daran zu glauben, dass etwas anders werden kann; etwas, mit dem Sie sich vielleicht schon abgefunden hatten; etwas, das bereits den Schleier der Resignation über Sie geworfen und Sie fast unter sich begraben hat. Sie müssen den Mut aufbringen, an Unmögliches zu glauben und sich aufmachen und "zu Momo gehen".

Die zweite Voraussetzung ist: Sie brauchen ein Gegenüber, das ein tiefes Verständnis darüber besitzt, was Sie wirklich brauchen. Sie müssen eine Momo finden, jemand, der wirklich zuhören kann, der so zuhören kann, dass sich ein Raum für Sie und Ihre Frage öffnet, ohne dass Ihr Gegenüber seine eigenen Fragen, Probleme, Sichtweisen und Wünsche hineinvermischt. Jemand, der Ihnen so zuhört, dass es Ihnen gelingt, Ihr Problem in Worte zu fassen, es ganz genau und verständlich zu formulieren, denn das ist schon die halbe Antwort! Jemand, der Ihnen Raum und Zeit gibt, damit sich Ihr Thema auffalten und klar und deutlich sichtbar werden kann: Ach so! Darum geht es! Jemand, der wirklich für Sie da ist. Das ist – wie Sie zugeben werden – eine hohe Kunst, die leider sehr selten beherrscht wird! Wo sind solche Zuhörer und Berater wohl zu finden? Die schlechte Nachricht ist: Solche Menschen sind selten. Aber es gibt sie! Vielleicht – und das wünsche ich Ihnen sehr! – haben Sie die eine oder andere Momo, die Sie kennen und die Sie aufsuchen können, wenn Sie feststecken. Die gute Nachricht ist: Es gibt sie ganz bestimmt! Aber vielleicht suchen Sie am falschen Ort? Eine dieser Momos haben Sie nämlich ständig bei sich. Momo lebt auch in Ihnen. In Ihrem eigenen Innern. Allerdings nicht auf der alltäglichen Lebensebene, auf der Sie sich im allgemeinen bewegen. Sondern auf einer höheren Ebene Ihres Seins, zu der Sie "hinaufsteigen" müssen:

"Wenn wir wüssten, dass es einen großen Weisen gibt, der über hohe spirituelle Kräfte verfügt, einen liebevollen und uneigennützigen Weisen, dann würden wir sicherlich den lebhaften Wunsch verspüren, mit ihm zu sprechen und ihn um Rat und Hilfe zu bitten. Und wenn dieser Weise in einer Einsiedelei in den Bergen lebte, würden wir dann nicht gerne einen beschwerlichen Aufstieg auf uns nehmen, um in seiner Nähe zu sein?...

Einen solchen Weisen, einen solchen Meister gibt es in unserer Nähe. Er befindet sich in uns selbst." (1992, S. 90 f) Roberto Assagioli meint natürlich das Selbst, genauer gesagt, das Höhere Selbst. Es ist zwar immer da, aber im Verborgenen, und dort müssen wir es suchen. Wir müssen "zu Momo gehen", damit wir ihre wundersame Wirkung erleben können: "Um mit dem Selbst in eine bewusste Beziehung treten zu können, müssen wir uns darauf 'einstimmen' " (1992, S. 92), so wie eine Antenne ausgerichtet werden muss, um einen bestimmten Sender zu empfangen.

In der Unendlichen Geschichte können wir verfolgen, wie Bastian beide Voraussetzungen in sich erschafft. Nachdem er die spektakulären und folgenschweren Abenteuer seiner "Tu was du willst"-Einstellung hinter sich gelassen hatte, war die Wandlung erkennbar geworden: Im Bergwerk der Bilder hat Bastian gelernt, still zu werden, geduldig zu suchen, bis er sein Bild gefunden hat. Bastian ist den Dingen auf den Grund gegangen. Er hat nicht locker gelassen, sondern sich durch viele Schichten alter Erfahrungen, Lebensbilder und Glaubenssätze, durch Angelerntes und Gespeichertes gearbeitet, durch alte Vorstellungen und Sichtweisen hindurch, bis er bei seiner eigenen Wahrheit angelangt war. Beständig ist Bastian bei seiner Frage geblieben: der Frage nach dem Weg zurück. Tag für Tag, während er ins Bergwerk hinunterfährt, hält er seine brennende Frage in sich bis er sein Bild findet. Er lauscht nach innen in die Tiefe seiner Seele und sucht nach der Stimme seines Herzens. Als diese dann spricht und er das Bild vor sich hat, versteht er es nicht. Er erkennt den Mann nicht, er hat keine Ahnung, was es bedeutet. Aber er lässt sich davon so ergreifen, dass er sogar seinen Namen vergisst. Bastian nimmt das Bild zu sich. In der folgenden Nacht träumt er, dass der Mann im Eisblock zu ihm spricht: "Hilf mir! Allein komme ich aus diesem Eis nicht heraus. Hilf mir! Nur du allein kannst mich daraus befreien – nur du!" Das ist ein Hinweis. Damit geht der Junge los. Von seinem Bild lässt er sich führen.

Eugene Gendlin (1987), ein Pionier der neueren psychotherapeutischen Forschung, der das "Focusing" entwickelt hat, hat einmal über den Umgang mit den eigenen Träumen gesagt, das Wichtigste sei zunächst nicht, seinen Traum zu verstehen, nein, das Allerwichtigste sei, ihn gern zu haben; den Traum gern zu haben und ihn wert zu schätzen, ob man ihn nun versteht oder nicht. Stellen Sie sich vor, der Traum sei ein Brief aus einem fremden Land. Wenn Sie den Brief einfach wegwerfen, weil Sie ihn nicht verstehen, wird der Absender Ihnen vielleicht keine weitere Post mehr schicken. Dann bekommen Sie keine Nachrichten mehr aus diesem Land, keine weiteren Botschaften, die Ihnen Interessantes und Bereicherndes, vielleicht sogar Lebenswichtiges bringen wollen. Wenn Sie den Brief aber in Ehren halten, ihn immer wieder einmal hervorholen, betrachten und das Papier befühlen, wenn Sie versuchen, eine Vorstellung davon zu entwickeln, woher er wohl kommen mag und was der Absender Ihnen mitteilen möchte, dann kann es sein, dass Sie einen nächsten Brief erhalten. Dieser Brief ist vielleicht schon etwas klarer, weil der Schreiber ja bestimmt möchte, dass Sie verstehen, was er Ihnen sagen will, sonst bräuchte er sich ja nicht die Mühe machen! Diesmal zeichnet er Ihnen vielleicht etwas auf's Papier, das Sie besser begreifen können als die fremdländischen Schriftzeichen vom letzten Mal. Irgendwann schickt er Ihnen dann sogar ein Foto!

Mit dem Bild des Mannes im Eisblock hat Bastian sein Foto bekommen. Den ganzen Brief versteht er noch nicht. Auch wir verstehen unsere Briefe meist nicht gleich. Unsere tiefen Lebensfragen werden selten umgehend beantwortet. Wir müssen ausdauernd und beständig an ihnen bleiben, um die Antwort zu finden, so wie Bastian und der Kleine Prinz. Von ihm heißt es, dass er niemals auf eine Frage verzichtete, wenn er sie einmal gestellt hatte. Andererseits antwortet er oft nicht, wenn er selbst gefragt wird. Man muss ihn sehr gut beobachten, um die Antwort zu erhalten... Und das ist ja überhaupt die Krux mit den Anworten auf solcherart Seelenfragen. Wir merken oft nicht einmal, dass wir sie erhalten haben. Wir wollen eine Antwort in klaren, eindeutigen Worten, anstatt den Kleinen Prinzen aufmerksam zu beobachten! Auch Bastian kann zunächst noch nicht so gut zuhören wie Momo, die versteht, was die Hunde und die Katzen und die Grillen und die Kröten und der Regen und der Wind in den Bäumen ihr auf ihre Weise sagen wollen. Diese "Erleuchtung" steht bei ihm noch aus. Momo ist ebenso wie der Kleine Prinz ein "Seelenkind". Sie ist von Anfang an im Besitz bestimmter Fähigkeiten, während Bastian, der ein ganz normales Kind ist wie Alice – und wie wir –, diese erst erwerben muss. Bastian muss genauso wie wir die Seelensprache erlernen.

Im Stillwerden und im Lauschen beginnt Bastian seine Sprachschulung. Die Schulung in der Sprache der Seele ist kein reiner Wissenserwerb. Sie besteht weniger im Lernen von Vokabeln und Grammatikregeln. Sie ist mehr das Einüben einer Haltung.

Wenn Sie wollen, können Sie hier eine Erfahrung mit dem Hören machen:

> Setzen Sie sich bequem und entspannt hin. Nehmen Sie wahr, wie Ihre Füße in Kontakt mit dem Boden sind. Bleiben Sie einen Moment dabei... Dann richten Sie Ihre Aufmerksamkeit auf den Kontakt zum Stuhl. Wie fühlt sich Ihr Körper, wenn er hier sitzt? Nehmen Sie das wahr. Nun richten Sie die Aufmerksamkeit auf Ihren Atem. Nehmen Sie wahr, wie die Luft in den Körper hineinströmt beim Einatmen und wieder herausströmt beim Ausatmen. Bleiben Sie einige Augenblicke dabei. Jetzt machen Sie sich bewusst, was Sie hören. Welche Geräusche dringen an Ihr Ohr? Geräusche von draußen vielleicht... oder auch Geräusche im Raum....
> Wenn Sie die Augen noch geöffnet haben, können Sie sie jetzt schließen, um sich mehr und mehr aufs Hören einzustellen. Vielleicht können Sie auch Geräusche in Ihrem Körper hören? Den Herzschlag, ein Glucksen im Bauch... Ihren Atem? Mehr und mehr können Sie auch die Stille hören... hören Sie auf den Ton der Stille...

> Dann nehmen Sie einen tiefen Atemzug und im Ausatmen fragen Sie sich: Wer hört?..... Wer hört? ....Erlauben Sie sich, allmählich tiefer in diesen Raum des "Wer hört?" hineinzugleiten. Erfahren Sie diesen inneren Raum...

Wer hört? Meine vorgefassten Meinungen? Meine Verteidigungsmechanismen? Meine Glaubenssysteme? Oder höre ICH? Hört der kleine, helle Wachheits-Stern in der Tiefe meines Wesens? Wer hört?

Man kann nicht wirklich zuhören, ohne sich zu verändern. Das tiefe Zuhören schafft eine innere Öffnung. Man verändert sich, während man hinhört. Das Hören ist zuinnerst mit der Seele verbunden: Der Fötus hört bereits im Mutterbauch. Wirkliches Zuhören bringt mit einer Qualität der Zuwendung in Kontakt, die wesenhaft ist, es ruft unser eigenes Wesen auf. Dazu müssen wir so hinhören wie Momo: "Momo hörte allen zu, den Hunden und Katzen, den Grillen und Kröten, ja, sogar dem Regen und dem Wind in den Bäumen. Und alles sprach zu ihr auf seine Weise." Und auch der Kleine Prinz spricht mit allem und jedem: mit dem König ebenso wie mit dem Laternenanzünder, mit einer armseligen Wüstenblume ebenso wie mit den stolzen Gartenrosen, er spricht mit der Schlange und mit dem Fuchs. Allen hört er zu, von allen lässt er sich bewegen, von allen lernt er Neues – jede Begegnung verändert ihn.

Wir aber sind nicht solche Seelenkinder wie Momo und der Kleine Prinz. Wir haben unsere liebe Mühe mit den Antworten: "Manchmal kommt die Antwort sofort und spontan; sie wird klar empfangen und kommt mit Autorität und ohne jeden Zweifel. Das geschieht jedoch nur in den günstigeren Fällen, denn manchmal scheint es überhaupt keine Antwort zu geben." (Assagioli 1988, S. 230) In Wirklichkeit scheint das aber nur so, denn: "Der Ton des Seins erklingt ohne Unterlass. Die Frage ist, ob wir als Instrument so gestimmt sind, dass er in uns widertönt und wir ihn hören." (Dürckheim 1997, S. 41) Wir haben eben nicht hingehört wie Momo, so dass wir den Wind in den Bäumen verstanden hätten: “Es gibt auch indirektere und verwirrendere Möglichkeiten, Antwort auf das Problem zu bekommen. Der Prozess oder Ablauf dieser Übermittlung ist schwer verständlich, und für viele ist sein Vorhandensein nicht erkennbar oder akzeptierbar. Er umfasst die gesamte Gestalt eines Menschenlebens und das subtile Wechselspiel mit seiner Umgebung... manchmal wird die Anwort anscheinend spontan durch eine dritte Person oder durch ein Buch oder eine andere Lektüre oder durch die Entwicklung der Umstände selbst gegeben. Das sollte nicht allzusehr überraschen und mag anzeigen, dass erleuchtende Eindrücke oder psychische Kommunikation uns fortwährend erreichen, auch wenn sie nicht bewusst gesucht werden. Wir sind es, die die vielen unterschiedlichen ‘Signale’ nicht erkennen. Jedoch hilft es uns, eine Frage zu formulieren und uns in einem Zustand allgemeiner Erwartung zu befinden, das aufzunehmen und zu erkennen, was sonst verborgen bliebe.” (Assagioli 1988, S. 231)

Jung hat dieses Phänomen der äußeren Antworten als “Synchronizität”, als Gleichzeitigkeit bezeichnet. Dahinter stehen ebenso wie bei Assagioli die Erfahrung und die Überzeugung, dass die Ereignisse nicht zufällig sind, sondern einen Sinn haben, eine dahinter liegende Ordnung sichtbar machen, die wir erkennen können, wenn wir uns darauf ausrichten und dem Regen und dem Wind zuhören. Wenn wir die Begegnungen und die Begebenheiten unseres Lebens ebenso ernst nehmen, wie der Kleine Prinz das tut, dann hat uns jede Begegnung – ob mit den Königen oder den Lampenanzündern dieser Welt, ob mit schlichter Wüstenblume oder mit stolzer Zuchtrose – etwas Wesentliches mitzuteilen und alle sprechen zu uns auf ihre Weise. Dann wird die verborgene Welt für uns alle so real, dass wir sehen lernen und beginnen, zu der Wirklichkeit eines umfassenden Lebens zu erwachen, an der wir teilhaben.

Über sich selbst hinaus

Die spirituelle Verjüngung dagegen ist etwas sehr Tiefes und Grundlegendes, hervorgerufen durch die Verbindung – wenn man so will – der Persönlichkeit mit ihrem ureigenen Geist, von dem ein mächtiger Strom des Lichts, der Liebe und der spirituellen Energie ausgeht und der die Persönlichkeit belebt und transformiert.
Roberto Assagioli

Gegen Ende der Geschichte vom Kleinen Prinzen geht das Wasser zur Neige. Der Kleine Prinz fordert seinen erwachsenen Freund, den Erzähler auf, einen Brunnen zu suchen und jener folgt ihm, obwohl er glaubt, dieses Unterfangen "auf gut Glück in der Endlosigkeit der Wüste" wäre hoffnungslos. Unterwegs sprechen sie über die Schönheit der Wüste und der Kleine Prinz sagt: "Es macht die Wüste schön, dass sie irgendwo einen Brunnen birgt." Und so, sagt der Erzähler überrascht, könne er nun das geheimnisvolle Leuchten des Sandes verstehen! Sie wandern durch die endlose Dünenlandschaft, bis der kleine Kerl müde wird und einschläft. Der Erzähler nimmt ihn in die Arme und trägt ihn und während er über die Liebe und Treue des Prinzen zu seiner Blume nachdenkt, erkennt er, was es ist, das ihn so tief berührt. Es ist "das Bild einer Rose, das ihn durchstrahlt wie die Flamme einer Lampe". Und da entdeckt er bei Tagesanbruch den Brunnen.

Auch Bastian, der Junge ohne Namen, macht sich auf den Weg zum Wasser des Lebens. Behutsam trägt er sein zerbrechliches Bild, das "ihn in eine bestimmte Richtung zog. Der Junge war entschlossen dieser Kraft zu folgen, denn sie würde ihn an den richtigen Ort bringen, mochte der Weg nun lang sein oder kurz." Was ist das für eine Kraft, die den Jungen zieht? Die von außen einwirkt, die nicht aus ihm kommt, sondern zu ihm? Assagioli sagt darüber: "...wir müssen den ersten Schritt tun, um mit dem Selbst in Kontakt zu treten, wir müssen es anrufen, ihm die Tür öffnen und die Verbindung zu ihm herstellen... Das Selbst zwingt uns zu nichts, doch wenn wir uns an das Selbst wenden, antwortet es uns." (1992, S. 93) Das Selbst antwortet, wenn wir es anrufen: Bastian erhält als Anwort ein klare Richtungsweisung und er folgt ihr, "mochte der Weg nun lang sein oder kurz".

Das Selbst antwortet, wenn wir es rufen: Immer, wenn es nach einigen Wochen oder auch Monaten wieder etwas zu klären gibt, kommt die 30jährige Dagmar zu einer Psychosynthese-Sitzung. Diese Sitzung leitete sie mit einem tiefen Seufzer ein und erzählte, dass sie sich gehetzt und außer Atem fühle, nicht nur in beruflicher Hinsicht – Dagmar hat die pädagogische Leitung verschiedener Abteilungen eines Kinderkrankenhauses –, sondern auch, weil ihr privates Leben ganz neue Wendungen nahm. Nach einer Zeit des Single-Daseins war sie seit einigen Wochen dabei, eine glückliche Beziehung aufzubauen, in der sie viele neue Erfahrungen machte. Was sie ziemlich verunsicherte, war der "unvernünftige" Kinderwunsch, der drängend in ihr aufstieg, obwohl sie fand, dass es noch zu früh sei. Schließlich kannte sie Jochen erst seit kurzem. Der wiederum war ganz und gar damit einverstanden, wie sie kopfschüttelnd berichtete. Ich schlug vor, der Frage tiefer auf den Grund zu gehen und bat Dagmar, sich zur Ruhe kommen zu lassen und ihre Aufmerksamkeit nach innen zu lenken. "Ich komm aus der Hetze raus... ", sagte sie. Während ich Dagmar dabei begleitete, wie sie ihren Gedanken und Gefühlen bis in den Körper hinein nachspürte, konnte sie den Kinderwunsch im Herzbereich wahrnehmen: "Es fühlt sich ganz stimmig an, ein gutes Gefühl...", sagte sie und berichtete von einer Empfindung von Weite in der Brust und noch darüber hinaus. Sie lauschte und fühlte weiter in sich hinein: "Ich fühle das Kind, das noch gar nicht da ist", sagte sie nach einer Weile verwundert. "Eine starke Verbundenheit ist da, tiefe Freude, ich werde ganz weich." Nachdem sie diesem überraschenden Erleben einige Aufmerksamkeit geschenkt hatte, meldete sich noch etwas anderes: "Drunter ist Kampf", sagte Dagmar und deutete auf ihren Bauch, "es ist warm, fast heiß." Als es ihr gelingt, dort tiefer hinein zu fühlen und zu lauschen, kristallisieren sich Stimmen heraus: "Das kannst du nicht. Wie willst du überhaupt eine gute Mutter sein? Schau dir doch an, wie es den Müttern auf der Station ergeht. Alle sind völlig überfordert! Es gibt keinen einzigen guten Grund, ein Kind zu bekommen..." Und schließlich gesellen sich auch noch alte Bekannte dazu: Schuldgefühle, die Dagmar, die hohe Ansprüche an sich hat, bestens vertraut sind. "Wenn du dich noch nicht einmal ausreichend um den Hund kümmern kannst..." Als ich Dagmar vorschlage, die Stimmen wahrzunehmen und auch die Schuldgefühle einfach nur dasein zu lassen, kann ich zuschauen, was geschieht, wenn Dagmar sich noch tiefer auf sich selbst einstellt: Die Wirbelsäule richtet sich ganz zart auf, der Kopf wendet sich auf diese sanfte, kaum merkliche Weise, die es braucht, um in völliger Achtsamkeit nach innen zu schauen und zu lauschen, der Körper entspannt sich, die Gesichtszüge werden weich und glatt, während die Haut eine rosige, durchblutete Färbung annimmt und der Atem immer weiter und ruhiger durch den Körper fließt. "Da bin ich ganz nah bei mir", sagte Dagmar mit einer Stimme, die um einige Töne dunkler klang als bisher, weich und voll, "jetzt kommt eine tiefe Stille... Die vielen unterschiedlichen Gefühle sind weg. Es ist einfach nur still.... Ein Ort, an dem ich noch nie war... Alles ist in Ordnung." Auch ich kann die Veränderung im Raum wahrnehmen.

Dagmar hatte kein Bedürfnis, über das Erlebte zu sprechen. Später erzählte sie mir, dass sie sich auf dieses Gefühl verließ. Sie wusste: "Ich kann mich jetzt entscheiden." Dagmar war mit ihrem eigenen, tiefen Willen in Kontakt gekommen. Sie hatte sogar das Kind gefühlt, das noch gar nicht da war. Sie würde sich davon führen lassen.

Das Vertrauen ins Geführt-werden heißt beileibe nicht, dass damit nun alles getan wäre. Sehen wir nach, wie es Bastian weiter erging. Unterwegs mit seinem Leitbild finden ihn jene Wesen, die er einstmals mithilfe seiner Wunschkraft in die Schlamuffen, die Immer-Lachenden verwandelt hat. Weil sie nur lachen und nichts ernst nehmen können, hängt ihnen ihr Leben zum Halse heraus. Das war sein Werk! Jetzt soll er ihnen auch helfen, sie wollen ihn nicht ziehen lassen, sondern toben um ihn herum. Gerade noch rechtzeitig kommt Hilfe und die Lachmotten stieben davon. Aber das Bild, sein Letztes, was ihm geblieben ist, um die Richtung zu finden, liegt zu Staub zerfallen im Schnee. "Nun war alles verloren. Es gab nichts mehr, was ihn den Weg zum Wasser des Lebens führen konnte." Der Junge ohne Namen ist hier am Ort totaler Ohnmacht und Hilflosigkeit angekommen. Er weiß nicht mehr weiter. Und so legt er schließlich freiwillig das Medallion ab, das ihm Wunschkraft in Phantásien verliehen hatte. Freiwillig gibt er alle Eigenmacht her. Im selben Moment erhebt sich ein alles überstrahlender Glanz und vor ihm tun sich die Wasser des Lebens auf.

Es ist eingetreten, was wir alle zutiefst fürchten. Bastian wurde des letzten Restes von Kontrolle über sich und sein Leben beraubt. In der Geschichte vom Kleinen Prinzen kommt der Augenblick des Streckens der Waffen, der Moment der Hingabe gleich nach dem Finden des Brunnens. Als das Seelenkind, das er ist, weiß der Kleine Prinz um den Preis, den er bezahlen muss. Er hat vom Wasser des Lebens getrunken, jetzt kann er heimkehren. Er ist ganz einverstanden mit dem Biss der Schlange, der ihn zurückbringen wird auf seinen kleinen Planeten: "Du verstehst. Es ist zu weit. Ich kann diesen Leib da nicht mitnehmen. Er ist zu schwer." Sein Leib, so sagt er, wird daliegen wie ein alte Hülle, um die man nicht traurig sein soll... Es ist der Erzähler der Geschichte, der Flieger, der "sein kleines Kerlchen von einem Prinzen" nicht loslassen will. Wie wir auch, versucht er, gegen den Fluss der Ereignisse anzukämpfen. Er will nicht wahrhaben, was doch kommen muss. Auch wir stemmen uns gegen das größere Leben. Auch wir wollen festhalten, was wir lieben. Wir wollen nicht alt werden. Wir sträuben uns gegen Krankheit. Wir verleugnen den Tod. Aber das Leben ist stärker.

Der Eigenwille sträubt sich gegen das stärkere Leben solange das noch geht, denn: "...der blinde und unwissende Mensch hat Angst, sich hinzugeben; er will die Stützen, die ihm Halt bieten, nicht loslassen, die Dinge und Personen, an denen er hängt, nicht aufgeben und widerstrebt daher mit allen Mitteln dem Ruf des Geistes – bis er, am Ende seiner Widerstandskraft angelangt, gezwungen ist aufzugeben. Dann findet er mit Freude und Verwunderung anstelle der gefürchteten Vernichtung ein neues, erweitertes und höheres Leben. Er wird von Licht und Freude durchflutet, die ganze Welt scheint ihm verklärt, und durch den wechselhaften Schein hindurch dringt der mächtige Rhythmus der höchsten Einheit, der in allen Dingen und Wesen pulsiert, zu ihm durch." (Assagioli 1992, S. 125 f)

Im Augenblick des Einverstandenseins ist Bastian am Wasser des Lebens angelangt: Er steht in einer Kuppelhalle, "so groß wie das Himmelsgewölbe". Dort liegen – riesenhaft! – zwei Schlangen, eine weiße und eine schwarze, die sich gegenseitig in den Schwanz beißen und so festhalten. Wie eine große Brunnenfassung "hüteten sie zugleich das Wasser des Lebens", das in ihrer Mitte aus einem mächtig aufrauschenden Springquell jubelnd emporstieg und klingend verkündete: *Wir, die Wasser des Lebens! Quelle, die aus sich selbst entspringt und umso reicher fließt, je mehr ihr aus uns trinkt!*

Bastian steht dicht davor. Die Wasser, die eine hellfunkelnde Sprache der Freude sprechen, rufen: "Trink! Trink! Tu was du willst!" und der "Junge ohne Namen schaute wie ein Verdurstender nach diesem Wasser hin – aber wie sollte er zu ihm gelangen? Der Schlangenkopf rührte sich nicht." Die Schlangen lassen ihn noch nicht zum Wasser. Er darf erst trinken, wenn er alles hergegeben hat, was ihm in Phantásien geschenkt wurde. Die Wunschkraft hat er schon abgelegt. Aber noch hat er die "wunderbaren phantásischen Gaben" der Kindlichen Kaiserin, die er nun, während er auf die Quelle zugeht, eine nach der anderen ablegt: "Aus dem schönen, starken und furchtlosen Helden wurde wieder der kleine, dicke und schüchterne Junge." Entblößt steht er da und muss durch einen Zustand völliger Ungewissheit gehen: Er verliert alles, was er in Phantásien gewonnen hat, und weiß noch nicht wieder seinen Namen "und ob es ihn selbst in Wirklichkeit gab". Nichts, aber auch gar nichts bleibt übrig von aller mühsam erworbener Identität, von allen Selbstbildern, die er sich in seinen Abenteuern aufgebaut hat, von allem, was Bastian geglaubt hat, zu sein! Er weiß noch nicht einmal, ob es ihn überhaupt gibt! Auch den allerletzten Rest von Gewissheit muss Bastian noch hergeben!

Bastian begibt sich in einen Zustand psychischer Nacktheit. Alle Gedanken, Gefühle und Empfindungen, alle Vorstellungen, alle Bilder fallen ab. "Sogar seine Kleidung... löste sich vollends in nichts auf. So stand er zuletzt nackt und bloß vor dem großen Goldrund, in dessen Mitte die Wasser des Lebens aufsprangen, hoch wie ein kristallener Baum." Aber dann springt er einfach in das Wasser hinein und badet und spritzt und prustet und trinkt: "Und Freude erfüllte ihn von Kopf bis Fuß, Freude zu leben und Freude, er selbst zu sein. Denn jetzt wusste er wieder, wer er war und wohin er gehörte. Er war neu geboren."

Auch Assagioli spricht von einer Regeneration, einer "Neugeburt", die auf einen tiefen Prozess der Wandlung folgen kann: Die Geburt eines neuen Menschen, des spirituellen Menschen innerhalb der Persönlichkeit. *Die spirituelle Verjüngung dagegen ist etwas sehr Tiefes und Grundlegendes, hervorgerufen durch die Verbindung – wenn man so will – der Persönlichkeit mit ihrem ureigenen Geist, von dem ein mächtiger Strom des Lichts, der Liebe und der spirituellen Energie ausgeht und der die Persönlichkeit belebt und transformiert.* Bastian, der immer ein anderer sein wollte und in Phantásien auch geworden war, erlebt hier seine tiefste Wandlung, wenn er jetzt endlich nur noch er selbst sein will.

Schimmere, schimmere, kleiner Stern! Der kleine Stern ist nun zu voller Größe und strahlender Helligkeit erwacht: Freude erfüllt Bastian von Kopf bis Fuß. Dies ist eine ganz andere Freude als jene, die er auf den Höhenflügen seiner Abenteuer in Phantásien erlebt hat. Dies ist eine Freude ursprünglicher Art, eine Freude, die einfach ist und tief: die Freude, er selbst zu sein. "Und die Realisierung des Selbst, oder genauer, ein Selbst zu sein..., gibt ein Gefühl der Freiheit, der Kraft und der Beherrschung, das im Innersten Freude ist", sagt Assagioli über die Erfahrung des Selbst (1988, S. 175).

Während eines Psychosynthese-Seminars bewunderte Paul täglich die eindrucksvolle Kette der Allgäuer Alpen, die von unserem Seminarort aus am Horizont zu sehen sind. Glasklar zeichneten sie sich im herrlichen Wetter jener Tage in majestätischer Linie gegen den blauen Himmel ab. Paul war seit längerem in großer Bedrängnis mit seiner Ehe. In einer Übung befragte er sein Höheres Selbst. Gab es eine Chance für seine Ehe, sollte er noch bleiben? In seinem inneren Erleben sah er sich in die Unermesslichkeit der Bergwelt versetzt, er spürte die unendliche Kraft und Unerschütterlichkeit der Felsmassive, die fest auf der Erde ruhten und dem Himmel entgegenstrebten. Er fühlte sich weit werden. Tiefe Ruhe und Gelassenheit durchströmten ihn. Er war angekommen. Mitten in diesem Erleben von Ewigkeit stieg jetzt eine tiefe Liebe in Paul auf. Dies ist es. Nichts anderes. Er wusste auf einmal, dass alles richtig war, so wie es war. Seine Schwierigkeiten waren nur Schwierigkeiten. Sie gehörten dazu. Er fühlte sich ganz ruhig, hier wo er so winzig war in dieser Erhabenheit. Paul ist bei seiner Frau geblieben. Er hat es seither nicht bereut.

Hier können Sie eine eigene Erfahrung mit der Quelle, die aus sich selbst entspringt, machen. Den Anfang der Übung kennen Sie aus einem früheren Kapitel. Sie führt dann weiter in neue Räume.[6]

Setzen Sie sich bequem hin und entspannen Sie sich.

Werden Sie sich Ihres Körpers bewusst. Wie geht es Ihrem Körper in diesem Augenblick? Welche Empfindungen können Sie wahrnehmen? Spüren Sie den Kontakt der Füsse zum Boden... den Kontakt des Körpers zum Stuhl? Spüren Sie die Bewegung des Atems? Was können Sie noch wahrnehmen? Fühlt sich ihr Körper energiegeladen und wach an, oder fühlen Sie Schmerzen oder sind müde? Fragen Sie sich, während

Sie Ihren Körpers wahrnehmen: Wer ist sich dieses Körpers bewusst? Wer hat einen Körper?

Nun wenden Sie sich Ihren Gefühlen zu. Was fühlen Sie gerade? Welche Gefühle haben Sie heute schon durchlebt? Während Sie sich Ihrer Gefühle bewusst werden, fragen Sie sich: Wer ist sich dieser Gefühle bewusst? Wer hat Gefühle?

Nun machen Sie sich Ihre Gedanken bewusst. Was denken Sie gerade jetzt? Vielleicht denken Sie über Sinn oder Unsinn dieser Übung nach? Haben Sie schon einmal beobachtet, wie schnell Ihre Gedanken ihre eigenen Wege gehen, wenn Sie sich auf etwas Bestimmtes konzentrieren wollen? Manchmal ist Ihr Denken klar und zielgerichtet, manchmal chaotisch und verwirrt. Fragen Sie sich: Wer hat Gedanken? Wer ist sich bewusst?

Jetzt lassen Sie sich tiefer in dieses "Wer ist sich bewusst?" hineinsinken. Erleben Sie diesen Punkt, diesen Ort der Bewusstheit. Lassen Sie sich tiefer ein in das Erleben von Sein. Nun stellen Sie sich vor, wie lang eine Sekunde ist. Können Sie die Zeitspanne einer Sekunde empfinden?... Dann erleben Sie eine Minute. Wie lang ist eine Minute?... Und wenn das eine Minute ist, wie lang ist dann eine Stunde? Können Sie empfinden, wie das ist: eine Stunde?... Und ein Tag? Wie erleben Sie es, wenn Sie sich jetzt einen ganzen Tag vorstellen?... Und eine Woche? Wie ist eine Woche? ... Und dann einen Monat. Stellen Sie sich einen ganzen Monat vor... Wenn das ein Monat ist, wie erleben Sie ein Jahr? Zehn Jahre? Wie empfinden Sie die Spanne von zehn Jahren?... Jetzt stellen Sie sich hundert Jahre vor. Lassen Sie sich einhundert Jahre ganz erleben: Wie ist das?... Tausend Jahre? Die Zeitspanne von tausend Jahren? Und was ist mit einer Million Jahre?... Eine Milliarde? Und nun stellen Sie sich die Ewigkeit vor. Können Sie sich die Ewigkeit jetzt vorstellen?...

Bleiben Sie in Verbindung mit Ihrem Erleben der Ewigkeit und werden Sie sich dabei allmählich wieder Ihres Körpers bewusst. Bringen Sie das Gefühl der Ewigkeit und Ihren eigenen Platz darin zurück, hierher in Ihr Leben. Bleiben Sie bei dem Erleben Ihres Seins inmitten der Unendlichkeit, das Gefühl zu sein, wer Sie sind, wer Sie immer waren und wer Sie immer sein werden – ein Selbst.

Im Dunkel scheint dein Licht. Woher, ich weiß es nicht. Es scheint so nah und doch so fern. Ich weiß nicht wie du heißt. Was du auch immer seist: Schimmere, schimmere, kleiner Stern! Die verjüngende Kraft dieser spirituellen Erfahrung liegt im Wiederfinden der ursprünglichen Wachheit. Aber wir finden sie wieder aus unserem heutigen, entwickelten, lebenserprobten Verständnis heraus. Dazu müssen wir die Pflastersteine aus dem Beton lösen: Unsere Abwehrstrukturen, unsere Sicherheitsnetze, alle die erworbenen Hilfsmittel zur Bewältigung unseres Lebens müssen zur Seite gelegt werden, so dass wir zurückkehren können zur Direktheit des Säuglings, zu jenem kleinen, hellen Wachheitsstern, der aufnimmt, was da ist, ohne Abwehr, ohne zurückzuweisen, rückhaltlos das Leben bejahend. Dann kann das ursprüngliche, kristallklare Bewusstsein hell und durchsichtig emporsprudeln wie Quellwasser, das noch ganz unberührt aus der Tiefe der Erde entspringt. Dann können wir uns wieder verbinden mit der ursprünglichen Wachheit des Kindes, mit der uns innewohnenden Kraft des Daseins. Dies ist noch unter den Kindheitswunden der unterste Grund unserer Lebendigkeit.

Unter dem Pflaster liegt der Strand. Er liegt da und wartet, bis wir ihn wiederfinden. "Nichts geht verloren in der Welt", wie der blinde Bergmann Yor sagt. Unter den Pflastersteinen unseres Lebens ist der Zauber des Anfangs erhalten geblieben. *Kehre zum Anfang zurück – Werde wieder ein Kind.* Um die Quelle zu finden, müssen wir zurückkehren zum Ursprung, der immer da war und ist und sein wird.

Heimkehr

Und meine Seele spannte
weit ihre Flügel aus,
flog durch die stillen Lande
als flöge sie nach Haus.
Josef von Eichendorff

Bastian schöpft "mit beiden Händen vom Wasser des Lebens" und rennt in die Dunkelheit, die hinter dem Tor erscheint, das ihm die Schlangen öffnen. Er wirft sich in die Dunkelheit hinein – und stürzt ins Leere. "Vater!" schrie er. "Vater! – Ich – bin – Bastian – Balthasar – Bux!" Und so findet Bastian sich auf dem Speicher des Schulhauses wieder, von wo er nach Phantásien aufgebrochen war. Bastian ist nachhause zurückgekommen. Aber nicht mehr als der, der er war. Er ist ein Neuer. Die Bewegung, die er vollzogen hat, ist keine Kreisbewegung. Es ist eine Spirale. Er ist über sich selbst hinausgelangt und von dort aus ins Leben zurückgekehrt.

"Die Spirale, zweidimensional gesehen als eine Linie, die sich aus sich selbst entrollt, ist eine dynamische, offene Figur, die von Drehung zu Drehung über sich hinausweist. Von einem Punkt ausgehend, den sie in immer neuen Umdrehungen umkreist, lässt sie sich grundsätzlich bis ins Unendliche fortsetzen. Dabei gewinnt sie bei jeder Umkreisung an Energie: an Expansionskraft, wenn wir ihren Verlauf von innen nach außen, an Konzentration, wenn wir ihren Verlauf von außen nach innen betrachten." (Riedel S. 114)

Unsere Geschichten von Bastian und vom Kleinen Prinzen, von Momo und von Alice laufen alle wie eine Spirale auf einen Punkt der Konzentration zu, einen Punkt, der über das Geschehen hinausweist, einen Punkt außerhalb der Zeit. Einen Punkt, der auf geheimnisvolle Weise einen Umschlag bewirkt, in einen neuen Zyklus mit größerer Expansion hinein. Als Neugeborener wirft Bastian sich in die Dunkelheit und findet sich auf dem

Dachboden wieder. Der Kleine Prinz fällt nach dem Schlangenbiss “sachte, wie ein Baum” und “ohne das leiseste Geräusch”. “Aber ich weiß gut, er ist auf seinen Planeten zurückgekehrt, denn bei Tagesanbruch habe ich seinen Körper nicht wiedergefunden”, lässt uns der Erzähler wissen: Und meine Seele spannte weit ihre Flügel aus... Auch Momo fliegt heim am Ende ihres großen Abenteuers, *...flog durch die stillen Lande als flöge sie nach Haus.* Momo fliegt wie in einem übermütigen “Tanz nach einer herrlichen Musik, in dem sie auf und nieder schwebte und sich um sich selber drehte”. Und da “begann die Zeit wieder, und alles regte und bewegte sich von neuem”. Dieses Kapitel in Momo ist übrigens mit dem Titel versehen: “Das Ende, mit dem etwas Neues beginnt.” Auch hier ist das Bild der Spirale gezeichnet.

Woher erscheint diese größere Expansion? Von wo kommt die Energie für einen neuen, größeren Umkreis? Die Erfahrung des Selbst ist wie ein Eintauchen in ein Sein außerhalb der Zeit. Im Schlaf und auch in Narkose verschwindet unser Bewusstsein, wir sind uns dann unserer selbst nicht mehr bewusst. “Wenn wir erwachen, taucht das Selbst auf geheimnisvolle Weise wieder auf, ohne dass wir wissen, wie und woher – eine Tatsache, die genau betrachtet wahrhaft verwirrend und beunruhigend ist. Dies führt uns zu der Annahme, dass das Wiederauftauchen des bewussten Selbst oder des ‘Ich’ einem fortdauernden Zentrum zuzuschreiben ist, einem ‘wahren Selbst’, das jenseits oder ‘über’ dem bewussten Selbst liegt... Dieses Selbst steht über dem Bewusstseinsstrom oder den körperlichen Zuständen und wird davon nicht berührt.” (Assagioli 1988, S. 31)

Genauso wie wir jede Nacht neue Kraft im Schlaf schöpfen, genauso können wir das Selbst, die Quelle, die aus sich selbst entspringt, finden und darin eintauchen und neue Kraft aus ihr empfangen. Eine Kraft, die nicht nur gedacht ist, uns zu erfrischen und zu erneuern; eine Kraft, die weiter über uns hinausfließen, die durch uns ins Leben kommen will. Das Selbst will verwirklicht werden, nicht nur gefunden: Als Bastian im Wasser des Lebens gebadet und davon getrunken hat, kommt ihm die Erinnerung an sein Leben zurück. Er erinnert sich an seinen Vater, den er in seinem Bild gesehen hat, eingeschlossen in den Eisblock seiner verzweifelten Gefühlsstarre. Ihm will er das Wasser des Lebens bringen. Er hat eine Aufgabe zu erfüllen und diese ruft ihn dringend ins Leben zurück. Die Spirale führt ganz nach innen und wieder hinaus. Die Reise nach Phantásien muss unternommen werden, denn der tiefere Daseinsgrund kann nur im inneren Seelenraum gefunden, aber er muss in der äußeren Lebenswelt verwirklicht werden. Das Zurückkommen und die Verwirklichung der Vision gehören zum Ganzen dazu. Ohne sie gibt es keine Synthese, gibt es keine Expansion, gibt es keinen neuen, größeren Umkreis des Lebens.

Auch Momo bewegt sich spiralförmig hinein in die innere Welt und wieder hinaus ins Leben. Damals, als sie bei Meister Hora die Stunden-Blumen sehen durfte, war Momo den innersten Geheimnissen des Universums ganz nah gekommen. Sie hatte die herrlichen Blüten gesehen, das Sternenpendel und die Lichtsäule, aus der eine Art Musik kam, Klänge wie Gold und Silber, Worte in einer nie gehörten Sprache, aber Momo verstand: "Es waren Sonne und Mond und die Planeten und alle Sterne, die ihre eigenen, ihre wirklichen Namen offenbarten. Und in diesen Namen lag beschlossen, was sie tun und wie sie alle zusammenwirken, um jede einzelne dieser Stunden-Blumen entstehen und wieder vergehen zu lassen. Und auf einmal begriff Momo, dass diese Worte an sie gerichtet waren! Die ganze Welt bis hinaus zu den fernsten Sternen war ihr zugewandt wie ein einziges, unausdenkbar großes Gesicht, das sie anblickte und zu ihr redete! Und es überkam sie etwas, das größer war als ihre Angst." Hier war auch Momo an jenem Punkt außerhalb der Zeit gewesen, der ihr neue Kraft gegeben hatte. Allen ihren Freunden wollte sie davon erzählen, aber Meister Hora sagte, das werde sie nicht können, weil die Worte dazu erst in ihr wachsen müssten. Warten aber machte Momo nichts aus, und sie versprach, es zu tun. Am Ende der Geschichte stellt Momo sich "in die Mitte des freien runden Platzes. Sie dachte an die

Stimmen der Sterne und an die Stunden-Blumen. Und dann begann sie mit klarer Stimme zu singen." So bringt auch Momo das Wasser des Lebens zu den Menschen.

Bastian glaubt, er habe das Wasser verschüttet, es sei ihm nicht gelungen, es mitzubringen. Erst als er die Tränen in den Augen seines Vaters sieht, begreift er, dass er es doch konnte. Und indem er seinem Vater das Wasser des Lebens gebracht hat, erhält er es von diesem wieder zurück: "Der Vater hörte ihm zu, wie er ihm noch nie zugehört hatte. Er verstand, was Bastian ihm erzählte." Nach seiner Rückkehr begleiten wir Bastian noch, wie er als Gewandelter sein Leben ganz anders in die Hand nimmt. Er steht jetzt zu sich mit allen seinen Stärken und Schwächen. Er hat zu der inneren Freiheit gefunden, die im Mut liegt, seine wirkliche Größe zu erkennen und sich auch die eigene Schwäche und die eigene Zerbrechlichkeit einzugestehen. Eine Freiheit, aus der eine neue, große Kraft erwächst: die Kraft der Liebe und des Mitgefühls. "Es ist Mitgefühl und Liebe, die die Wandlung zu einem wahren Selbst möglich machen", sagt Arno Gruen. "Es gibt keine Methode oder Technik, die zu einem Selbst führen. Die Erwartung solch einer Lösung entspricht schon einem Selbst, das ohne Bewusstsein in der Annahme gefangen ist, dass ein Mensch wie eine Maschine auf Knopfdruck funktioniere. Die Einstellung ist der Schlüssel zur Autonomie. Wenn man sein Mitgefühl und seine Liebe zu anderen wirken lässt, wird man sie finden. Die Mannigfaltigkeit der Wege zu ihr entspricht der Einzigartigkeit des einzelnen. Deswegen muss man seinen Weg alleine finden." (1986, S. 161) Denn der Weg ist jener durch die eigene innere Welt "Phantásiens". Der Weg geht durch die Höhen und Tiefen des eigenen Unbewussten. "Man muss es wagen, das eigene Selbst zum Erleben zu bringen, um zu erfahren, dass die Angstgespenster, die im Weg stehen, eigentlich machtlos sind", sagt Arno Gruen weiter. Genau so hat Bastian es erfahren. Seine alten Angstgespenster sind entmachtet worden. Furchtlos geht er jetzt zu Herrn Koriander, um ihm zu gestehen, dass er das Buch geklaut hat! Um zum eigenen Selbst zu finden, müssen wir uns zunächst oft auflehnen gegen äußere Regeln und Normen, gegen Erlerntes und Verinnerlichtes. Das hat Bastian getan: Er hat das Buch gestohlen und ist seinen Weg nach Phantásien allein gegangen bis hin zum Wasser des Lebens. "Wer zur Quelle will, muss gegen den Strom schwimmen" heißt es. Aber dort angekommen muss die Umkehr erfolgen, zurück zur Welt der Menschen und in die Gemeinschaft mit ihnen: Denn "Rebellion allein macht noch keinen Menschen. Sie ist nur ein erster Schritt auf einem langen, schwierigen und nie endenden Weg zur Überwindung der Furcht vor der Freiheit, ein eigenes Selbst und ein menschliches Herz zu haben." (A.a.O., S. 161f)

Bastian ist zurückgekehrt und Herr Koriander sagt zu ihm: "Es gibt Menschen, die können nie nach Phantásien kommen, und es gibt Menschen, die können es, aber sie bleiben für immer dort. Und dann gibt es noch einige, die gehen nach Phantásien und kehren wieder zurück. So wie du. Und die machen beide Welten gesund." Die "Heimkehrer" können beide Welten gesund machen, weil sie ihr Selbst gefunden und ihr menschliches Herz befreit haben.

Das Gesundmachen beider Welten ist das Ziel der spirituellen Reise. "Selbst-Verwirklichung" nennt Roberto Assagioli die spiralförmige Bewegung der Reise "nach Phantásien", um von dort das Wasser des Lebens zurückzubringen in die äußere Welt unserer Alltagsrealität. Dann können "wir entdecken, dass die Seele am glücklichsten auf der Erde ist, dass wir von Anfang an hier sein wollten, und dass das Nicht-Willkommensein das Trauma ist, das uns vom gewöhnlichen Leben fern hielt, einem Leben, das in seiner Tiefe und Schönheit immer außergewöhnlich ist. Als Kinder wussten wir es, wir verloren es, wir finden es wieder, aber nun als Erwachsene mit der Fähigkeit zum reifen Selbst-Ausdruck." (Yeomans S. 34)

Die Spirale aber geht weiter: "Jede wirkliche Geschichte ist eine Unendliche Geschichte", sagt der Buchhändler Koriander. Weil jede wirkliche Geschichte spiralförmig ins Unendliche weist. Jede wirkliche Geschichte ist die Geschichte eines fortwährenden Seins – von dem ausgehend, was ich bin, dorthin strebend, was ich werden kann, immer wieder von neuem, ein sich wiederholendes "Werde was du bist". Die Seele ist viel größer als unsere Persönlichkeit, die zu ihr hinstrebt, die immer wieder in sie eintauchen und aus ihr Kraft schöpfen kann, in je neuer, über sich hinausweisender Drehung der Spirale. Assagioli sagt über die spirituelle Entwicklungsreise: "Erst allmählich kommt es zur Annäherung, zu einem immer häufiger und lebhafter werdenden Überspringen von Funken zwischen den beiden Polen, bis diese einander schließlich irgendwann berühren. Daraufhin entfernen sie sich erneut voneinander bis zu dem Augenblick des großen Friedens, in dem beide schließlich zu dem Einen werden." (1992, S. 93 f)

Jede neue Umdrehung der Spirale ist wieder ein *Anfang*, dem *ein Zauber innewohnt.* Jede Umdrehung der Spirale will uns wieder *jung neuen Räumen entgegensenden.* Und von da aus machen wir wieder unseren nächsten "ersten" Schritt "auf einem langen, schwierigen und nie endenden Weg zur Überwindung der Furcht vor der Freiheit, ein eigenes Selbst und ein menschliches Herz zu haben". Dieser Schritt führt uns immer wieder zur Quelle, hinein ins Zentrum der Spirale, in die eigene innere Welt "Phantásiens". Dorthin, wo man seinen Weg alleine gehen muss. Von dort aus aber gilt es immer wieder den Weg zurück zur Welt der Menschen zu finden, in die Welt unserer gemeinsamen äußeren Wirklichkeit, die wir miteinander teilen und an der wir miteinander bauen. Hier sind wir alle existentiell aufeinander angewiesen; hier sind wir darauf angewiesen, dass wir einander das Wasser des Lebens bringen und es voneinander erhalten. Hier gehen wir miteinander und geben uns gegenseitig die Hände wie Bergsteiger, die sich beim Klettern abwechseln. Mal steigt die eine voraus, dann geht wieder ein anderer im Vorstieg auf unser aller Suche nach dem Weg in jene größere *Wirklichkeit eines umfassenden Lebens, an der wir schon immer teilhaben.*

Epilog

Es ist nicht meine Schuld,
dass das Universum so kompliziert ist.
Roberto Assagioli

Kürzlich eröffnete Bettina ihre Sitzung mit der Klage, sie kaue schwer an der Frage, welcher Sinn hinter der Bürde ihres Lebens stecken könne. Es musste doch irgendeinen Sinn geben! Warum nur fühlte sie immer wieder eine so tiefe Einsamkeit? Der Glaube an einen größeren Zusammenhang des Lebens war ihr wieder einmal abhanden gekommen, gar nicht zu sprechen von einem eigenen Platz darin! Heute kam ihr diese Sicht ziemlich "mystisch" vor. Sie hatte jedoch "Post" bekommen und berichtete von einem Traum, in dem es um Herbstlaub ging. "Das erinnert mich an ein Rilke-Gedicht", sagte sie, "ich weiß nur noch eine Zeile davon: 'als welkten in den Himmeln ferne Gärten...'." "Es heißt Herbst", sagte ich, aber mehr erinnerte ich auch nicht, ich konnte nur einen Gefühlseindruck davon in mir aufspüren. Als Bettina gegangen war, liess mich dieser Eindruck nicht mehr los, ich holte meinen Rilke-Band aus dem Regal, schlug das Gedicht auf und las den "Antwortbrief", den Bettina auf ihre drängende Frage nach der Einbettung ihres Lebens in einen größeren Zusammenhang erhalten hatte, die Antwort ihrer inneren Tiefe – ihres Höheren Selbst:

Herbst
Die Blätter fallen, fallen wie von weit,
als welkten in den Himmeln ferne Gärten;
sie fallen mit verneinender Gebärde.

.

Und in den Nächten fällt die schwere Erde
aus allen Sternen in die Einsamkeit.

Wir alle fallen. Diese Hand da fällt.
Und sieh dir andre an: es ist in allen.

Und doch ist Einer, welcher dieses Fallen
unendlich sanft in seinen Händen hält.

Ich saß da und konnte nur staunen über die Präzision ihrer Antwort, über die unmittelbare Direktheit ihres Angesprochenseins durch die Worte des Gedichtes. Bei Bettina schlug diese Post regelrecht ein. "Seither", sagte sie, "fühle ich mich wie im Heilungsurlaub, eine große Spannung ist von mir abgefallen."

Bettinas Post ist die Antwort auf ihre unermüdlich gestellten Fragen. Sie macht es wie Alice: Sie springt hinunter ins Kaninchenloch.... Auch die anderen Frauen und Männer, die mir erlaubt haben, hier von ihnen zu berichten, haben den Sprung ins Kaninchenloch gewagt. Sie sind auf unterschiedlichen Abschnitten ihres Abenteuers unterwegs. So wie Alice und Bastian, wie der Kleine Prinz und Momo haben sie sich auf den Weg gemacht. Auf den Weg durch die verborgene Welt der Seele hin zu einem weiteren Horizont, in eine größere Intensität des Lebens, in eine tiefere Sinnerfüllung. Dies ist ein Weg, der wie jeder Weg gegangen werden muss, wenn man ihn erfahren will.

Wagen Sie es! Springen Sie hinunter ins Kaninchenloch und machen Sie sich auf die Suche nach den Schätzen, die in Ihnen verborgen liegen. Vielleicht erproben Sie doch noch die eine oder andere der Möglichkeiten, die hier zur eigenen Erfahrung angeboten sind, falls Sie es nicht bereits getan haben: Die Übung zum Erblühen einer Rose oder die Übung zur Erfahrung des Selbst. Vielleicht wollen Sie auch damit beginnen, Ihre Träume aufzuschreiben und sie achtsam mit sich zu tragen, wie Briefe aus einem fernen Land, die Sie noch nicht ganz entziffern können... Oder Sie schreiben ein Tagebuch über die Ereignisse, die in Ihren Seelenlandschaften geschehen. Machen Sie sich auf die Suche nach Ihrem Änderhaus und nach Ihrer inneren Momo. Gehen Sie los und suchen Sie das Wasser des Lebens.

Manchmal ist es hilfreich, sich einen äußeren Reisebegleiter zu suchen, der selbst schon die Wege der Seele erforscht und begangen hat. Dann denken Sie an Roberto Assagioli, der sagte: Es ist nicht meine Schuld, dass das Universum so kompliziert ist. Er meinte damit, dass es auf dem Weg der Seele keine Universalrezepte geben kann. Wir alle wünschen uns immer wieder einmal, dass uns jemand sagen könne, wie es geht! Aber das Universum ist viel komplizierter und wir sind so viel einzigartiger als wir glauben! Machen Sie also besser einen großen Bogen um alle Begleiter, die behaupten, im Besitz der Wahrheit zu sein, sonst finden Sie sich am Ende dabei wieder, wie sie die Schätze eines anderen nachhause tragen und dort erkennen, dass diese Dinge keinen wirklichen Wert für Sie besitzen. Suchen Sie – auch wenn es vielleicht dauern sollte! – lieber nach einem Begleiter, der Ihnen so zuhört wie Momo. Suchen Sie nach einer Person, die Ihnen so zuhört, dass sich ein Raum öffnet, in dem sich Ihre Frage klärt, Ihr Problem ordnet und Sie die Lösung Ihrer Aufgabe finden können. Finden Sie eine Momo, deren Aufmerksamkeit und Anteilnahme Ihnen dabei hilft, Ihre eigenen Schätze zu finden und zu heben. Die müssen Sie dann gar nicht nachhause tragen, weil sie in Ihnen zum Leben erwachen und wachsen und Früchte tragen...

Anmerkungen

[1]Jean Hardy, A Psychology with a Soul, Viking Penguin, London 1989

[2]Diese Übung ist in Anlehnung an Diana Whitmore gestaltet.

[3]Dies ist eine Übung meines Psychosynthese-Lehrers David Bach

[4]Diese Übung habe ich in Anlehnung an Thomas Yeomans gestaltet.

[5]Zitiert nach Michael Ende "Momo"

[6]Die Übung ist in Anlehnung an Diana Whitmore formuliert.

Literatur

Assagioli, R. (1982): Die Schulung des Willens, Junfermann, Paderborn

Assagioli, R. (2004): Psychosynthese. Prinzipien, Methoden Techniken, Nawo Verlag GmbH, CH-8153 Rümlang

Assagioli, R. (1992): Psychosynthese und transpersonale Entwicklung, Junfermann, Paderborn

Bach, D. (2001): Gib, was du nicht bekommen hast. Karma und Psyche, Simon + Leutner, Berlin

Carroll, L. (1973): Alice im Wunderland, dtv, München

Carroll, L. (1974): Alice hinter den Spiegeln, Insel taschenbuch, Frankfurt a.M.

Coué, E. (1998): Mentaltraining und Autosuggestion. Das Unbewusste in uns selbst und wie wir lernen, es sinnvoll zu nutzen, Oesch Verlag, Zürich

Csikszentmihalyi, M. (1995): Dem Sinn des Lebens eine Zukunft geben, Klett-Cotta, Stuttgart

Csikszentmihalyi, M. (1999): Lebe gut, Klett-Cotta, Stuttgart

Dolto, F. (1988): Über das Begehren. Die Anfänge der menschlichen Kommunikation, Klett-Cotta, Stuttgart

Dürckheim, K. (1997): Ton der Stille, N.F. Weitz Verlag, Aachen

Ende, M. (1978): Momo, K. Thienemann Verlag, Stuttgart, Wien, Bern

Ende, M. (1979): Die Unendliche Geschichte, K. Thienemann Verlag, Stuttgart, Wien, Bern

Ferrucci, P. (1986): Werde was du bist, Rowohlt, Reinbeck b. Hamburg

Ferrucci, P. (1992): Unermesslicher Reichtum, Sphinx Verlag, Basel

Flach, F. (2003): Die Kraft, die aus der Krise kommt, Herder, Freiburg i.Br.
Frankl, V. (1977): ... trotzdem ja zum Leben sagen. dtv, München
Gendlin, E. (1987): Dein Körper – Dein Traumdeuter, Otto Müller Verlag, Salzburg
Gradl, V. (2004): Zeit-Worte. Von der Intensität der Zukunft, Eigenverlag, Dr. Veronica Gradl, Weitental 22, A-6123 Terfens
Gradl, V. (2006): Hilfe aus dem Wort oder Wofür wir den Verstand brauchen, Eigenverlag
Gradl, V. (2007): Vom Weg und vom Ziel. Was spirituelle Sehnsucht im Sinn hat, Eigenverlag Gruen, A. (1997): Der Verlust des Mitgefühls, dtv, München
Gruen, A. (1986): Der Verrat am Selbst, dtv, München
Jaffé, A. (1992): Erinnerungen, Träume, Gedanken von C.G. Jung, Walter, Olten
Jung, C.G. (1995): Die Archetypen und das kollektive Unbewusste, Bd. 9/I, Walter, Düsseldorf
Kast, V. (1999): Imagination als Raum der Freiheit, dtv, München
Kast, V. (1997): Freude, Inspiration, Hoffnung, dtv, München
Parfitt, W. (1992): Psychosynthese, Aurum Verlag, Braunschweig
Reichert, G. (1991): Die Rose. Ein Beitrag zur spirituellen Psychosynthese, Unveröffentlichtes Manuskript
Riedel, I. (1985): Formen, Kreuz Verlag, Stuttgart
Saint-Exupéry, A.d. (1974): Der Kleine Prinz, Karl Rauch Verlag, Düsseldorf
Stern, D. (1992): Die Lebenserfahrung des Säuglings, Klett-Cotta, Stuttgart
Whitmore, D. (1988): Kreativitätssspiele mit Kindern, Kösel, München
Winter, K. (2003): Ich-Stärkung durch ganzheitliche Bilderarbeit, Unveröffentlichtes Manuskript
Yeomans, Th. (1998): Seelenwunde und Psychotherapie, in: Transpersonale Psychologie und Psychotherapie, 4. Jahrgang, Heft 1

Interessierte Leser und Leserinnen können die Autorin über folgende Adresse erreichen:

Psychosynthese Haus
Ulla Pfluger-Heist
Tilsiter Strasse 10
D-88267 Vogt
Tel.: 07529 3255

psychosynthesehaus@gmx.de
www.psychosynthesehaus.de

Das Psychosynthese Haus bietet regelmäßig Seminare und Fortbildungen an.

Veröffentlichungen
im
Nawo Verlag GmbH

Postfach, CH-8153 Rümlang/ZH
Tel. 0041 (0) 44 817 22 47, Fax 0041 (0) 44 817 22 59
www.nawo-verlag.com
Email: psychosynthese@nawo-verlag.com

Auslieferung für Deutschland/Österreich

Nawo Verlag GmbH, Hauptstrasse 21A
D-88696 Owingen/Bodensee

Roberto Assagioli
Handbuch der Psychosynthese
4. überarbeitete, aktualisierte Deutsche Auflage
2004, ISBN 978-3-9522591-0-8

Gertraud Reichert und Karl Winter
Vom Geheimnis der heiteren Gelassenheit
2006, ISBN 978-3-9522591-1-5

Paola Giovetti
Roberto Assagioli
Leben und Werk des Begründers der Psychosynthese
2007, ISBN 978-3-9522591-2-2

Psychosynthese
Zeitschrift für Psychosynthese und verwandte Gebiete
im deutschsprachigen Raum
erscheint zweimal im Jahr, jeweils im März und September